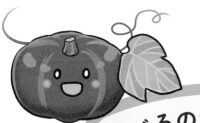

食べるのが楽しくなる！

栄養学 一年生

最新版

監修 **中屋 豊**
徳島大学名誉教授／代謝栄養学

宝島社

はじめに

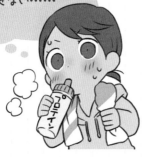

いっしょうけんめい
運動してるのに、
なぜかさっぱり
痩せない……

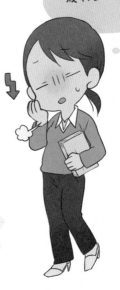

甘いものを食べて
いるのに、元気が
出るどころかすぐ
疲れる……

……こんな覚えはありませんか？

カルシウムをとって
いるのに、ストレ
スですぐイライラし
てしまう……

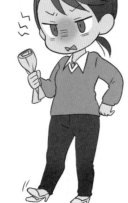

コラーゲンをとって
いるのに、いつま
でたってもシワやカ
サつきが気になる
……

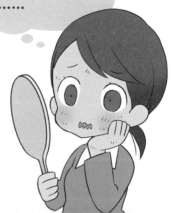

そんなあなたに必要なのは、
最新の栄養学かも……

学校の授業で「ごはんは好き嫌いせずに食べましょう！」と教えられた記憶があるでしょうか？　学校では給食や家庭科の時間に、バランスのとれた食事をするよう子供に教えています。実はこれが、栄養学の基礎の基礎なのです。

とはいっても、栄養学も日進月歩。いろいろな実験結果や新しい食品・分析方法の登場で、十年前の常識が今では別の説にとって代わられることもあります。また栄養学は私たちがどんな食べ物をどんな食べ方で食べれば健康になれるか？　を考える学問でもあるのですが、私たちのライフスタイルも時代とともに少しずつ変わっていくので、それに合わせて栄養学もアップデートされています。

もしあなたに体や食事についてお悩みがあれば、今こそ学校の一年生に戻ったつもりで、自分が栄養学について知っていること・知らないことを見直すタイミングかもしれません。

●·················· **本書は次のような構成となっております** ··················●

CHAPTER 01　栄養学って何？
栄養学を知る意味を解説します

CHAPTER 02　栄養を消化・吸収するしくみ
栄養がどうやって体に吸収されるのか解説します

CHAPTER 03　食べ物から学ぶ栄養素の基本
栄養素のはたらきと、何を食べればとれるか解説します

CHAPTER 04　暮らし・病気と栄養
暮らしの中で気になる栄養のキーワードについて解説します

最初から順番に読むと、栄養学の基本から最新情報までを整理して学べます。もちろん気になるところから読んでも大丈夫です。あなたの食生活が楽しく幸せなものになることを願って……。

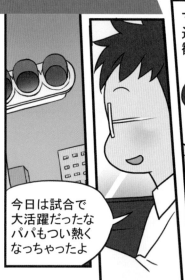

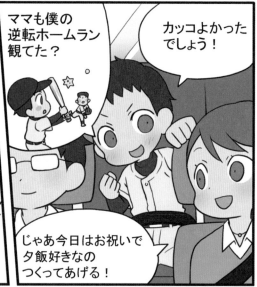

ママも僕の
逆転ホームラン
観てた？

カッコよかった
でしょう！

今日は試合で
大活躍だったな
パパもつい熱く
なっちゃったよ

じゃあ今日はお祝いで
夕飯好きなの
つくってあげる！

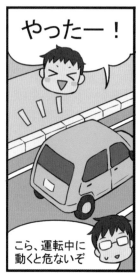

やったー！

こら、運転中に
動くと危ないぞ

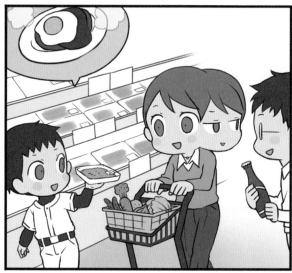

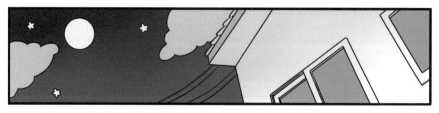

4

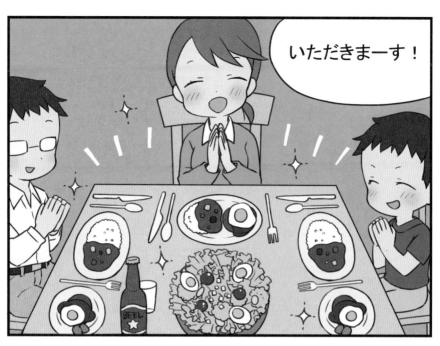

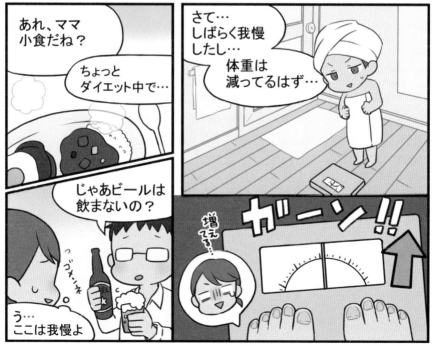

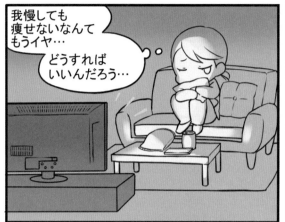

我慢しても
痩せないなんて
もうイヤ…

どうすれば
いいんだろう…

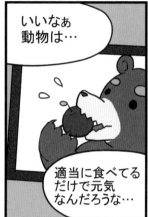

いいなぁ
動物は…

適当に食べてる
だけで元気
なんだろうな…

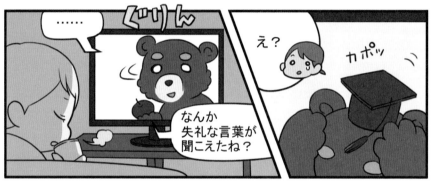

ぐりん

……

なんか
失礼な言葉が
聞こえたね？

え？

カポッ

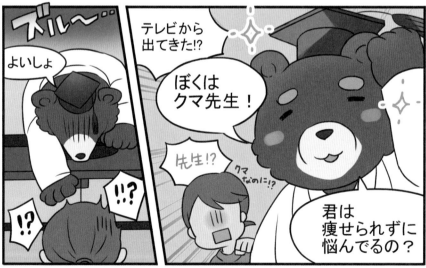

ズル〜…

よいしょ

!!?

!?

テレビから
出てきた!?

ぼくは
クマ先生！

先生!?

クマ
なのに!?

君は
痩せられずに
悩んでるの？

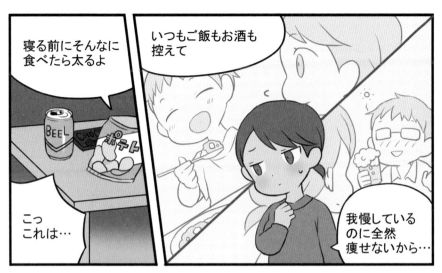

寝る前にそんなに
食べたら太るよ

こっ
これは…

いつもご飯もお酒も
控えて

我慢している
のに全然
痩せないから…

BEER

CHOC

ポテト

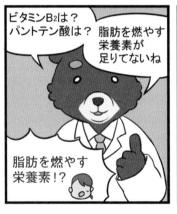

ビタミンB₂は？
パントテン酸は？ 脂肪を燃やす
栄養素が
足りてないね

脂肪を燃やす
栄養素！？

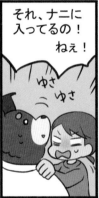

それ、ナニに
入ってるの！
ねぇ！

ゆさ
ゆさ

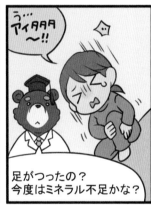

う…
アイタタタ
〜！！

足がつったの？
今度はミネラル不足かな？

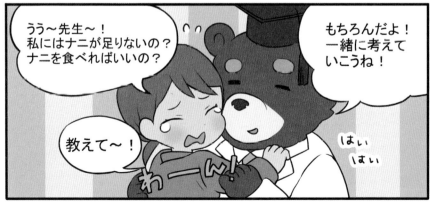

うう〜先生〜！
私にはナニが足りないの？
ナニを食べればいいの？

もちろんだよ！
一緒に考えて
いこうね！

教えて〜！

わーん！

はい
はい

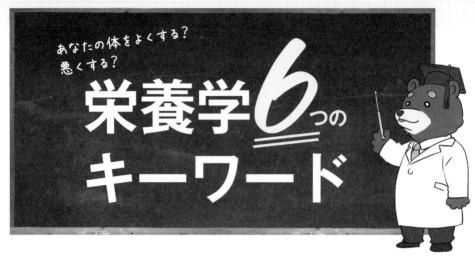

あなたの体をよくする？
悪くする？

栄養学6つのキーワード

KEYWORD

1 ケトン体

詳しくはp128

最近、何かと話題の糖質制限ダイエット。これのキーワードとなるのがケトン体なのですが、そもそもケトン体って全然なじみがないけどいったい何？　ケトン体が入っている食べ物なんて聞いたことがない？　それもそのはず、ケトン体は糖質を制限して体が糖質不足の状態になった時に体の中で生み出される物質なのです。でも糖質といえば脳が栄養として使う大事な物質。制限しても大丈夫？本当は危険じゃないの？　という指摘もありますが……。

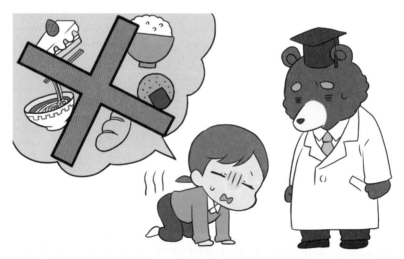

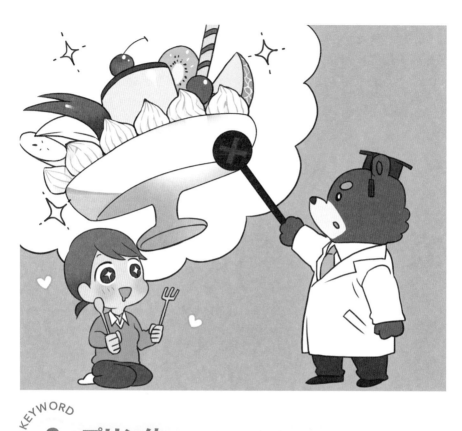

詳しくはp114

KEYWORD

2 プリン体

プリン体……なんだかおいしそうな名前ですね。でもこれはあの辛い痛風の原因となる物質なのです。そもそもプリン体は英語でPurine base、デザートのプリン・ア・ラ・モードのプリンはPuddingで全然違うものなのです。プリン体というとお酒、特にビールのイメージが強いかもしれませんが、お酒以外にも含まれています。プリン体は食品のうま味成分でもあるのです。おいしいからこそ食べすぎ注意。そして実は、プリン体以外にも痛風の原因となるものが……?

3 腸内フローラ

詳しくはp127

私たちの腸内は、ウンチを作る場所？ それだけではありません。腸内には大腸を中心に、いろいろな細菌が押し合いへし合い、弱肉強食のサバイバルを繰り広げています。そのさまはまるで、花と花が水や日光や栄養を奪い合う花畑（＝flora）……そこから生まれた言葉が「腸内フローラ」です。細菌には私たちの健康のために役立つものたちもたくさんいます。腸内が荒れ地ではなく豊かな花畑になるよう、花咲かじいさんの気分で食べ物を考えてみましょう。

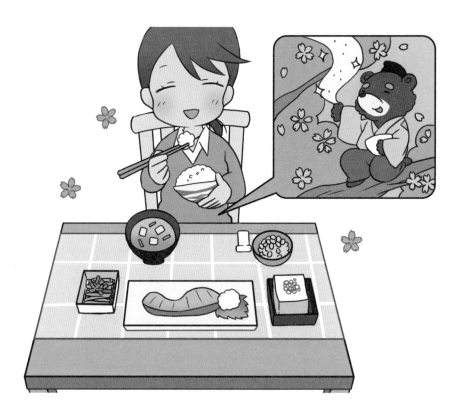

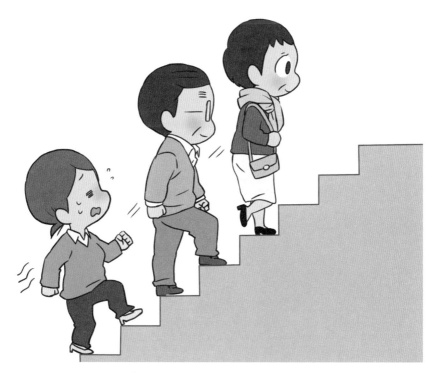

4 ロコモティブシンドローム 詳しくはp110

ロコモティブシンドローム、略して「ロコモ」ともいわれるこの言葉は、年をとって筋肉や骨、関節などが衰えて、日常の運動に支障をきたしてしまうことです……え？　まだそんな年じゃない？　そもそも栄養学と何の関係があるの？　実は大アリなのです。現代の若者の栄養状態では、ロコモティブシンドロームの危機が忍び寄っています。最近なんだか元気が出なかったり、息が切れやすくなったりしたら、それはあなたの体から出るロコモのサインかも……。

5 コレステロール

詳しくはp125

健康診断で気になる項目の筆頭は、コレステロールではないでしょうか。健康診断の時期が迫ってくると、数値を気にして楽しい飲み会も控えることに……。しかし、コレステロールも栄養学でどんどん研究が進んでいます。もしかして、以前のコレステロールの常識は間違いだった？　悪玉も善玉もどちらも大切？　逆にコレステロールが少なすぎても問題に？　コレステロールとの付き合い方を理解すれば、お酒のお付き合いも充実するかもしれません。

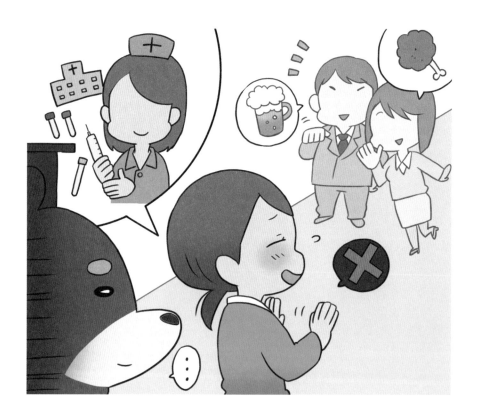

6 トランス脂肪酸

詳しくはp126

ヨーロッパやアメリカで健康に悪いといわれて規制されているトランス脂肪酸。ちょっとまがまがしい響きがしますが、マーガリンやそれを使った菓子パン、洋菓子など私たちの身近な食べ物に含まれています。いったい普通の脂肪と何が違うのでしょうか？ そしてトランス脂肪酸が本当に悪いとすれば、どれくらいの悪さを行うのでしょうか？ どれくらいであれば食事でとっても問題ないのでしょうか？ 特にスイーツ好きなあなたは必読です。

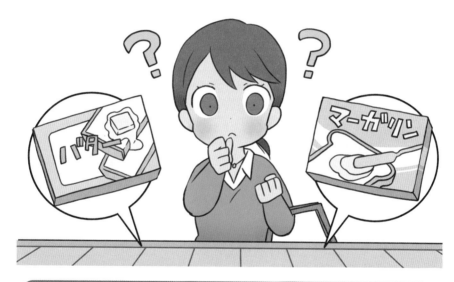

栄養学は日進月歩？

人は何を食べれば健康に過ごせるのか？ という栄養学の問題は、はるか昔から考えられてきました。しかし近年、私たちが食べる食べ物の量・種類がとても多くなったことに合わせて、「何に気をつけて食べたらいいか」も変わってきています。食べ物の進歩とともに、栄養学もまた進歩を続けているのです。

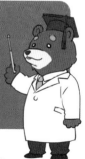

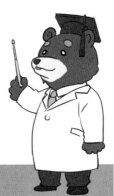

CHAPTER 01

栄養学って何？

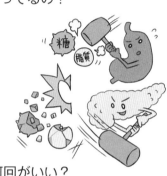

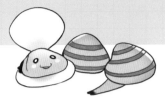
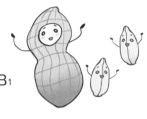

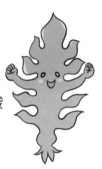

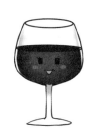

CHAPTER 04

暮らし・病気と栄養

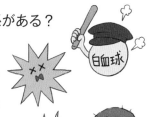

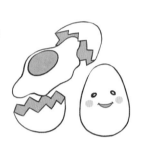
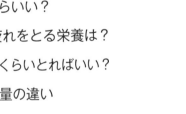
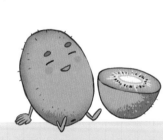
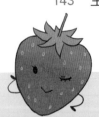

CHAPTER

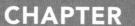

01

栄養学って何?

栄養学と聞くと、見慣れない栄養素の名前が浮かんでき
てよくわからない! と思うかもしれません。けれど栄
養学は、私たちが毎日食べる食事の栄養がどう吸収され
て、体のために役立てられるかを探っているので、栄養
学を知ることは、食べて健康になる道の始まりなのです。

栄養を知ると、何を食べたら元気になれるかがわかる

なぜ栄養について知らなきゃならないの？

あなたの調子が悪いのは、とる栄養が悪いから？

食事で体内にとり入れた食物は、胃や腸で消化・吸収されて、体を動かすエネルギーとなったり、体細胞の原料に使われたりします。この一連の流れを栄養といいます。栄養学はこの栄養を研究する学問です。あなたは体に元気がないと感じたり、体に調子の悪い部分があったりしますか？　その原因が栄養のとり方にあるかもしれません。

寝ててもおなかは減る

「どうしておなかが減るのかな？」という童謡がありますが、睡眠中でさえも脳、心臓、各種臓器があなたの体のために活動しています。そうしたはたらきにエネルギーを使うため、**運動しなくてもおなかは減ってしまうのです。**生命維持のあらゆる場面でエネルギーが必要なので、きちんと栄養をとる必要があります。

喉が渇いたり、おなかが減ったりすると、脳の一部である視床下部が血液のセンサーとなって、体の水分量やエネルギー量の不足を感知します。そして視床下部がホルモンを出すと、私たちは喉の渇きや空腹感を覚えるのです。

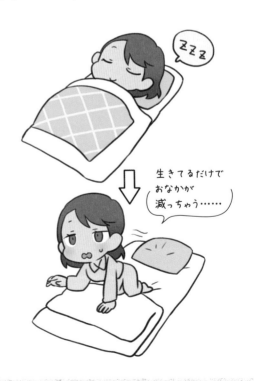

生きてるだけで
おなかが
減っちゃう……

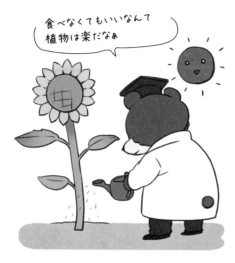

食べなくてもいいなんて
植物は楽だなぁ

植物はものを食べない

ところで植物は、私たち動物と違って食事の必要がありません。しかし植物も呼吸などでエネルギーを使っています。植物は食事ではなく光合成によって、**水と二酸化炭素から炭水化物を作り出し、生命維持に必要なエネルギーを得ています。**

とっていい栄養の違い

「子供はアルコールを分解する能力が低く、毒性の影響を受けやすいので酒を飲んではいけない」など、**同じ人間でも年齢・体調・持病などでとるべき栄養は変わってきます。**自分の体に合わせた食べ物が何かを探るのも、栄養学の範囲です。

お酒は大人になってから！

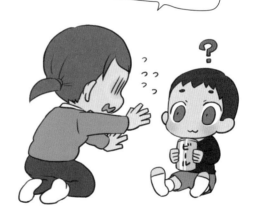

まとめ

✓ 生きているだけで栄養は必要となります

✓ 植物は光合成をするので食事は不要です

✓ 年齢などによって必要な栄養は変わります

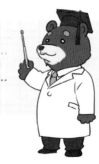

栄養は、バランスのよさと食べ方も大事な要素

食べ方の新常識は栄養学から生まれる?

何を食べるかだけでなく、どう食べるかも重要

スポーツ選手やボディービルダーは、筋力トレーニングを行った直後にタンパク質(→p46)をとります。これは筋力トレーニングで筋肉が傷ついた直後だと、それを修復するためのタンパク質の吸収効率もよくなるためです。このように、同じ日に同じ人が同じものを食べても、栄養の効果は変わってきます。そのため、食べ方も栄養学の範囲となります。

ただとるだけではダメ

ドラッグストアでは各種ビタミンが含まれているサプリメントなどがそろえてあります。ただサプリメントで栄養をとっても、同じ量の栄養を食べ物でとった時と同様にはたらいてくれるとは限りません。どの食べ物にどんな栄養が入っているかのみならず、その栄養をどうしたらうまく体内にとりこんで機能させられるのか? というのには複雑なしくみが関わっており、こちらも栄養学で研究が進められています。
なお栄養素とは、「栄養のもとになるもの」で、初めて見つかった成分は牛乳の糖質(→p44)、タンパク質(→p46)、脂質(→p48)でした。

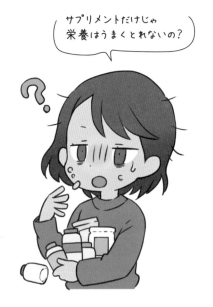

サプリメントだけじゃ栄養はうまくとれないの?

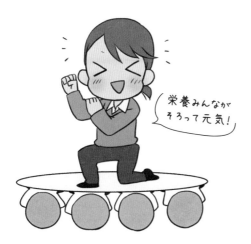

栄養みんなが
そろって元気！

健康を保つ栄養は多い

あなたの体の健康は、さまざまな栄養のはたらきが連携することで保たれています。例えば骨を強くするにはカルシウム（→p78）が必要、というのは有名ですが、同時にビタミンD（→p52）、ビタミンK（→p56）なども必要となります。

バランスが大事な理由

そのため、たくさんある栄養のうち、たった一種類が不足するだけでも体の健康状態が悪くなってしまいます。同じ食べ物ばかり食べていると体調を崩しやすくなるのは、入ってくる栄養が偏って、どうしても栄養のどれかが不足しがちになるからです。

ひとつ足りない
だけなのに……

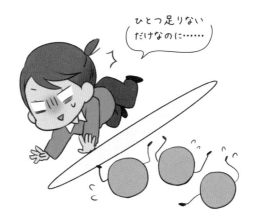

まとめ

☑ サプリだけで栄養をまかなうのは困難です

☑ 健康はさまざまな栄養で保たれています

☑ 栄養はまんべんなく食べてとるのが大事です

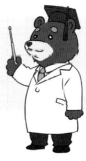

CHAPTER 01

ダイエットの憎い敵・脂肪も、本当は健康の味方だった

栄養をとりすぎ・とらなすぎるとどうなる？

余計な栄養なら捨ててくれればいいのに……

食べすぎると脂肪がたまりすぎて体に悪影響が出るのであれば、食べすぎた分は体が勝手に排出してくれればいいのに……そう思う方もいるでしょう。実際、ビタミンC（→p74）など一部の栄養は、とりすぎた分は尿などに溶けこんで捨てられてしまいます。しかし体がわざわざ脂肪をためこむのも、もともとは健康のためだったのです。

なぜ脂肪が増える？

栄養が余ると体はそれを脂質へ変化させます。脂質（→p48）は1gあたり約9kcal、糖質（→p44）とタンパク質（→p46）は1gあたり約4kcalです。同じ量のcalを体にためこむとするなら、糖質やタンパク質より脂質のほうが半分以下の重さで済むのです。

人類が生まれてから、現在のようにたくさんの食べ物が安定して手に入る状況はほとんどありませんでした。そこで何日も絶食する羽目になった時、ためこんでいた脂肪を使ってしのいでいたのです。

なおクマやリスはエサの少ない冬を生き延びるため、エサの豊富な秋に食いだめして脂肪をたくわえています。

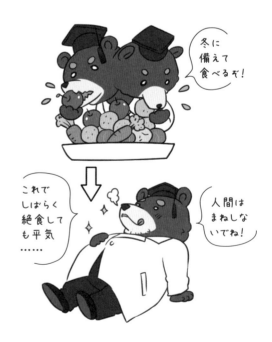

冬に備えて食べるぞ！

これでしばらく絶食しても平気……

人間はまねしないでね！

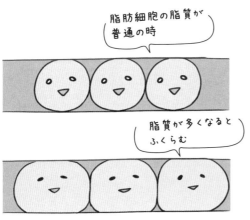

脂肪細胞の脂質が
普通の時

脂質が多くなると
ふくらむ

食べすぎた時の脂質

脂質は体内では脂肪細胞の中に入れられます。普段の脂肪細胞は小さく、脂質をたくさんたくわえるとふくらみます。また新しい脂肪細胞も作られます。ただこのように体内の脂肪細胞が大きく多くなると、脂肪細胞から産生されるサイトカイン（タンパク質の一種）が原因となって、**血管を詰まらせるなどの悪影響**が出ます。

栄養が足りない時は

逆に栄養不足が続くと、脂肪細胞の脂質のほかに筋肉のタンパク質なども分解してエネルギーに変え、体はなんとか生き延びようとします。すると筋肉も脂肪も減って痩せ細り、さらにエネルギー不足が続くと**臓器がうまく機能せず死んでしまいます**。

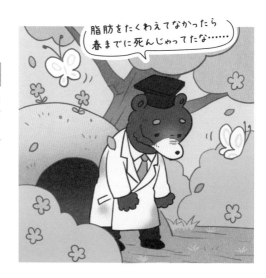

脂肪をたくわえてなかったら
春までに死んじゃってたな……

まとめ

☑ 人間は余剰エネルギーを脂肪としてたくわえます

☑ たくわえきれないほどの脂肪は体に悪影響です

☑ 栄養不足には体の不調や死の危険があります

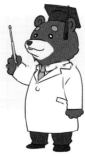

あなたがどんな食事を食べたらよいかを見抜く目安とは

質・量のバランスがとれた食事ってどんなの？

生活によって必要な栄養量が変わってくる

人が健康に過ごすために理想的な食事とは、おおまかには決まっていますが、それぞれの生活によって異なる部分も多くあります。例えば運動部に所属している中学生などは、体が成長しようとするのに栄養を使い、さらに運動で筋肉などを動かすのにも栄養を使うので、普通の大人と比べてたくさん食べて栄養をつける必要があります。

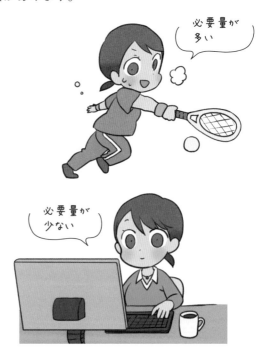

必要量が多い

必要量が少ない

どのくらい cal が必要？

日本人の食事摂取基準（厚生労働省　2020年版）では、おおまかに必要とする cal 量が示されています。その**必要量の計算は、一日あたりの活動を3段階のレベル（身体活動レベル）で分けています**（→p139）。
具体的には、18〜29歳の女性の場合、身体活動レベルⅠ（生活の大部分が座位）では必要なエネルギーが1,700kcalなのに対し、身体活動レベルⅡ（通勤、買い物、家事などで歩いたり一部で立ち仕事をしたりする程度）では2,000kcal、身体活動レベルⅢ（仕事の大部分が立位、あるいは余暇で活発なスポーツを行う程度）では2,300kcalとなっています。

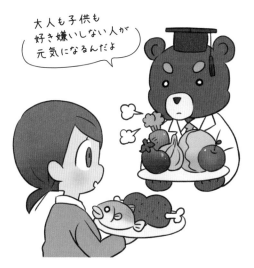

大人も子供も
好き嫌いしない人が
元気になるんだよ

まんべんなく食べる

いろいろな栄養をまんべんなくとる近道は、いろいろな食べ物をまんべんなく食べることです。肉、魚、穀物、野菜、海藻、乳製品など種類によって含まれている栄養の傾向が異なっているので、自然と漏れのない栄養がとれるようになります。

食べすぎの目安は体重

どのくらいが適切な食事量かというのを把握するには、毎日の食事内容と体重を記録することが大切です。**非常に単純ですが、栄養が余っていればそれを体がたくわえて体重が増え、栄養が不足していれば体重が減っていくので、この増減が目安になります。**適正体重の目安はBMI（→p138）から計算できます。

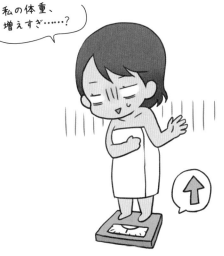

私の体重、
増えすぎ……？

まとめ

✓ 活動によって必要な栄養量が変わります

✓ いろいろな種類の食べ物を食べましょう

✓ 体重が増え続けるのが食べすぎの目安です

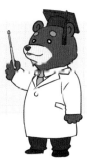

特定保健用食品って何？

　本ページ下のマークは、販売前に事業者が消費者庁から「健康にいい」（健康への効用をしめす表現）と表示してもよいと許可された食品、すなわち特定保健用食品につけられるマークです。

　食品が「健康にいい」という趣旨の文言を広告で入れる場合、消費者の安全・安心を守るため細かなルールが定められていますが、それを一目で判断する目安がこの特定保健用食品マークなのです。

　このほかに、国が定めた栄養機能表示の文言（例：カルシウムは、骨や歯の形成に必要な栄養素です）を入れることを認められた栄養機能食品、販売前に事業者が消費者庁へ効能を届け出た機能性表示食品があります。

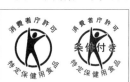

CHAPTER

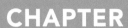

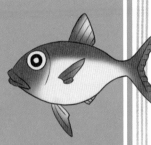

02

栄養を消化・
吸収するしくみ

食べすぎ、飲みすぎの次の日は胃がもたれたり、冷たい
ものを食べすぎるとおなかがゆるくなったり……私たち
のおなかの中は、食べたものによってすぐに変化します。
食べ物の栄養を吸収してくれる体のことを知り、いたわ
ってあげれば、調子も上向くでしょう。

自然界でもっとも「雑食」な人間の消化と吸収のしくみ

消化・吸収って
具体的に何をやってるの？

消化・吸収
消化器官

**digestion・
absorption**

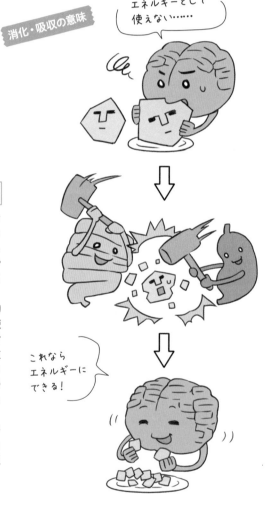

消化・吸収の意味

エネルギーとして
使えない……

これなら
エネルギーに
できる！

物理的・化学的消化

どんな食物も消化と吸収ができな
ければ、生命の維持には役立ちま
せん。それどころか、体内でそうし
た処理ができない場合は、健康や
生命に悪影響を及ぼすこともあり
ます。

消化とは、食物を物理的、化学的
に変化させ、エネルギーとして使
用できる状態まで分解することで
す。最終的には血管の壁を通り抜
けるほど小さい分子に分解されま
す。体の中ではそれを消化器官の
運動と、消化酵素の化学反応によっ
て、極めて効率よく行っています。
人間が現在、自然界でもっとも多
種の食物を口にすることができる
のは、長い時間をかけて消化吸収
機能を進化させてきた結果です。

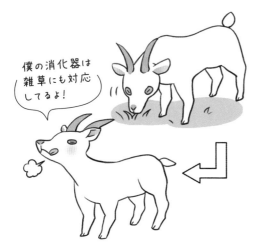

僕の消化器は
雑草にも対応
してるよ！

四つの胃を持つヤギ

草食動物のうち、ウシ、シカ、ヤギなどは四つに分かれた胃を持っています。そして「反芻」と呼ばれる吐き戻しとかみ返しにより、消化しにくい植物の繊維を段階的に分解していくのです。また胃の中には微生物が大量にすみ、食物の分解発酵を行っています。

紙でおなかを壊す理由

紙は植物が原料なのに、人間は野菜のように食べることはできず、食べればおなかを壊します。これは人の消化器官が、紙に使う種類の植物に対応していないからです。逆に反芻動物が栄養価の高い食物を食べると、体内で異常発酵が起こり死ぬこともあるといいます。

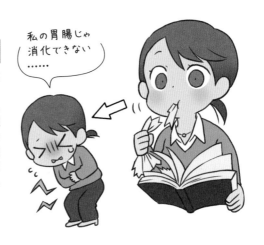

私の胃腸じゃ
消化できない
……

まとめ

✓ 消化と吸収は動物にとって最重要のしくみです

✓ 食べるものによってそのシステムは異なります

✓ 動物は物理的、化学的に食物を消化し吸収します

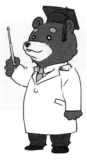

食物を消化吸収する長い旅路の「スタートライン」

口・食道のはたらきは？

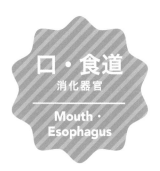

口・食道
消化器官

**Mouth・
Esophagus**

口・食道の位置

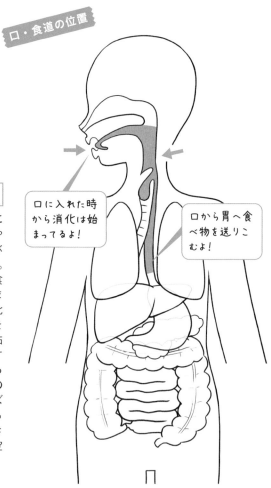

口に入れた時から消化は始まってるよ！

口から胃へ食べ物を送りこむよ！

宇宙でも食事ができる

口に入った食物は、まず咀嚼によって細かくされます。大きさや形の違う歯が、切る・砕く・つぶすといった役割を持っています。咀嚼の際、分泌される唾液は、食物をやわらかくする水分となります。さらにアミラーゼという消化酵素が含まれていて、デンプンを分解しています。また唾液には粘り気があり、食物を飲みこみやすくコーティングします。咀嚼によって細かくなった食物は、舌や喉の飲みこむ運動によって食道に運ばれ、食道は筋肉を伸縮させながら食物を胃のほうへ移動させていきます。そのはたらきは、無重力空間での食事も可能にしています。

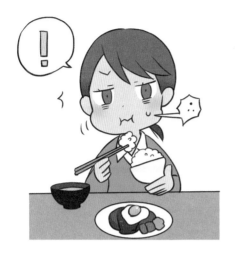

よくかんで食べる効果

口の中に食物が入ると、各臓器の消化液の分泌が始まります。**長時間かむことが、消化のウオーミングアップの助けになる**わけです。また、アサリに混じった砂や、魚介類に寄生するアニサキスなどの異物に気づくためにも、なるべく多くかむことは有効な方法です。

本当は一方通行なのに

食道は括約筋で閉じたり開いたりしていて、本来なら口から胃へ向かう一方通行になっています。食後すぐ横になると、食物や胃酸が食道に戻ることがあります。特に**胃酸は、非常に強い酸性のため、食道の粘膜を傷つけ**てしまいます。これを逆流性食道炎といいます。

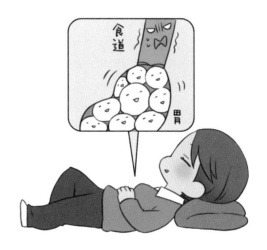

食道

まとめ

☑ 口と食道の運動によって、食物は胃に送られます

☑ よくかむことは消化開始の準備運動にもなります

☑ 食事後はなるべく座って安静に過ごしましょう

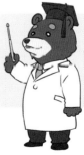

収縮運動と胃液の分泌で食物をドロドロに変える

胃のはたらきは?

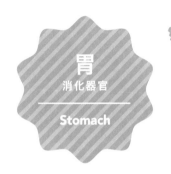

胃
消化器官
―――
Stomach

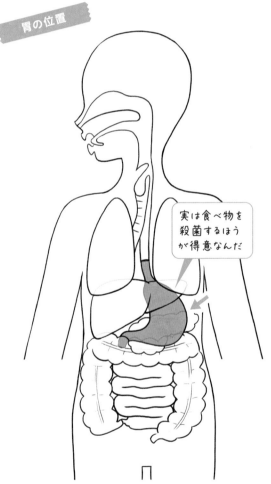

胃の位置

胃液には殺菌効果も

胃は食道と十二指腸の間で、食物をおかゆのような状態になるまで消化する器官です。空の状態ではほとんど動きませんが、食物が胃の上部にある噴門から入ってくると、収縮運動によって食物をこね回し、分泌された胃液と混ぜてドロドロにしていきます。この時、胃液に含まれるペプシンという酵素がタンパク質の分解を進めます。さらに、胃液には強い酸性の塩酸も含まれていて、食物中の細菌を殺す役目も持っています。数時間をかけて、ゆっくりと消化された食物は、少しずつ幽門から十二指腸へと送られていきます。

実は食べ物を殺菌するほうが得意なんだ

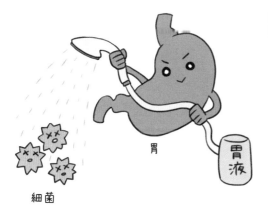

胃

細菌

殺菌，保護，分解

消化の際に分泌される胃液は、三つの成分に分けることができます。まずは、食物中の細菌を殺す塩酸です。次に、その酸から胃の内側の壁を守る粘液。そして、タンパク質を分解するペプシノーゲンです。これが塩酸により分解されて消化酵素ペプシンになります。

胃液が胃自体を消化？

ストレスなどにより、副交感神経のバランスが崩れると胃液中の粘液が減り、**胃壁が塩酸によって傷つけられる場合があります**。これが胃潰瘍と呼ばれる状態です。近年では、ピロリ菌（ヘリコバクター・ピロリ）という胃に生息する細菌が胃潰瘍の原因となることも知られています。

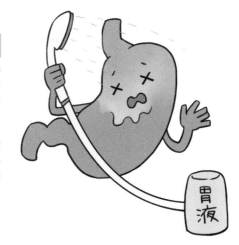

まとめ

✓ 胃は食道と十二指腸の間にある消化器官です

✓ 消化酵素ペプシンでタンパク質を分解します

✓ 塩酸が食物を殺菌し、粘液が胃壁を保護します

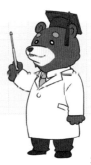

35

栄養分の吸収と輸送を担う、6m超の消化管

小腸のはたらきは？

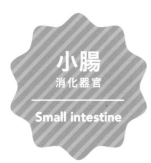

小腸の位置

小腸
消化器官

Small intestine

栄養を分解し吸収

**胃と大腸の間にある曲がりくねっ
た筋肉の管が小腸です。**上から
十二指腸、空腸、回腸に分けられ、
人間ではその長さが6m以上、消
化管全体の約8割を占めます。胃
の幽門から送られたおかゆ状の食
物は十二指腸内に分泌される胆汁
とすい液によって消化されます。
空腸から回腸に向かって管が細く
なっていき、腸内粘膜から分泌さ
れるさまざまな酵素により、さら
に消化が進みます。**食物は腸管内
をゆっくりと移動し、粘膜のひだ
に触れながら分解された栄養素が
吸収されていきます。**小腸に吸収
された栄養素は血液に入り、血管
を通って肝臓に向かいます。

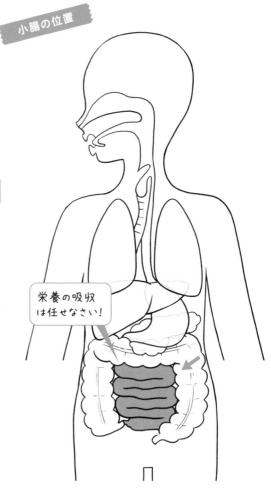

栄養の吸収
は任せなさい！

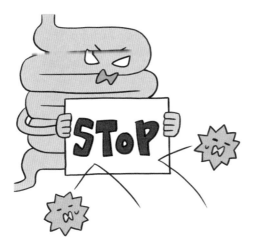

防御も役割のひとつ

小腸は外部から取り入れた食物と直に触れ合う部分です。それゆえ胃で生き残った病原体が、ここから体内に入りこむおそれがあります。その対策として**体内の免疫細胞の約半数が腸内に集中し**、ここで細菌やウイルスの排除も行っているのです。腸管は体内で最大の免疫組織です。

すい液と胆汁で消化

小腸内に分泌されるもののうち、胆汁は脂肪を水と混ぜる乳化により、脂質分解の手助けをしています。すい液はアルカリ性で胃液の酸を中和します。またオールマイティーな消化酵素を含んでいて、三大栄養素（炭水化物、タンパク質、脂質）をすべて分解できます。

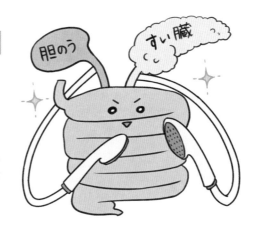

まとめ

- ☑ 小腸の役割は食物の最終的な消化と吸収です
- ☑ 免疫細胞が多く存在していて異物を排除します
- ☑ ひだで表面積を広げ、栄養を効率よく吸収します

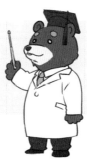

消化酵素のすい液と数種類のホルモンを分泌する

すい臓のはたらきは？

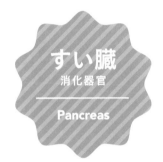

すい臓
消化器官

Pancreas

すい臓の位置

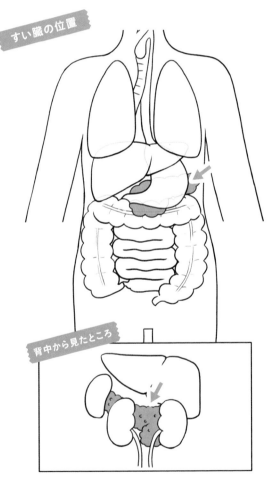

背中から見たところ

外分泌と内分泌

すい臓には大きく分けて2つの機能があります。ひとつ目は外分泌です。十二指腸内にすい液を送り、**多種の消化酵素で、糖質、タンパク質、脂質を分解します。**同時にすい液が持つ強いアルカリ性で胃液の酸性を中和し、十二指腸を保護します。また消化酵素もこのアルカリ性の環境で初めて作用します。2つ目が内分泌です。**血液中に数種類のホルモンを分泌して体のバランスを整えます。**よく知られるのがインスリンで、血液中の糖を筋肉や脂肪細胞へとりこんだり、肝臓などに貯蔵したりできる成分（グリコーゲン）に変え、血糖値を下げます。この逆の役割を果たすグルカゴンというホルモンも分泌しています。

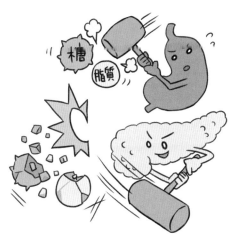

胃にはできない分解

胃はタンパク質を少しだけ分解しますが、糖質、脂質を吸収できるレベルまで分解することはできません。その役割を担うのはすい液で、すい臓内で作られます。十二指腸に分泌されるまでは、酵素のはたらきが始まらないため、すい臓自体を傷つけることはありません。

血液中の糖を調整

すい臓が血液中に分泌するインスリンとグルカゴンというホルモンは、**血液中の糖（血糖値）を一定にコントロール**します。血糖値が高い時はインスリンが糖を筋肉と脂肪細胞にとりこみ、血糖値を下げます。また、血糖をグリコーゲンに変え、肝臓などに貯蔵し、血糖値を下げます。グルカゴンは反対に血糖値を上げます。

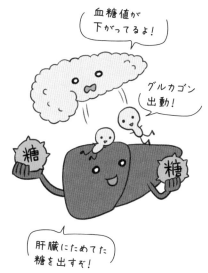

血糖値が下がってるよ！

グルカゴン出動！

肝臓にためてた糖を出すぞ！

まとめ

✓ すい液を十二指腸に分泌し、糖質などを分解します

✓ 胃液の酸で十二指腸が傷つかないよう中和します

✓ ホルモンの分泌で血糖値を一定に保っています

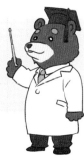

消化吸収の最終段階は、繊維の発酵と水分、塩分の吸収

大腸のはたらきは？

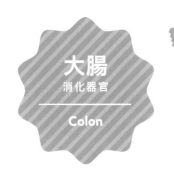

大腸
消化器官

Colon

大腸菌が食物繊維を発酵

人間の大腸は、管の太さが小腸の三倍ほどあり、長さはおよそ160cmです。結腸はそのうち140cmを占め、**便を作る役割があります**。水分のほか、小腸で消化しきれなかった**一部の食物繊維を大腸菌などの常在菌が発酵によって酢酸、プロピオン酸、酪酸などの短鎖脂肪酸まで分解し、吸収します**。短鎖脂肪酸は大腸の粘膜を刺激して蠕動運動を促進する、免疫反応を改善する、などさまざまなよい機能があることがわかってきました。その後、残りかすは便として直腸に送られます。直腸内が一定量の便で満たされると、脳に信号が届き、私たちは便意をもよおすのです。

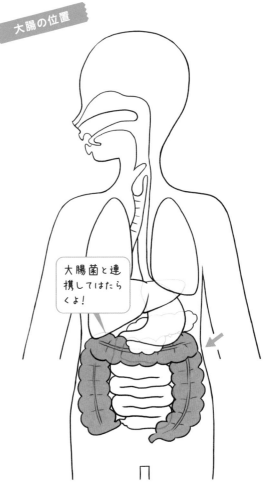

大腸の位置

大腸菌と連携してはたらくよ！

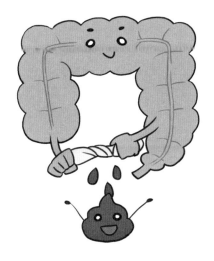

大腸が水分を吸収する

大腸の重要な役割のひとつが水分の吸収です。胃から小腸にかけてほとんどの栄養は吸収されていますが、まだドロドロの状態です。大腸で水分を吸収できないと、下痢になってしまい、ひどい時には体内の水分が不足し、脱水症状を起こしてしまいます。

腸内細菌による発酵

大腸が分泌する大腸液に消化酵素は含まれていません。その代わりをするのが腸内にすむ多様な細菌です。細菌の発酵によって生成された栄養は腸内に吸収され、大腸自体のエネルギーとして使われます。またいわゆる細菌の死骸も便として直腸に送られます。

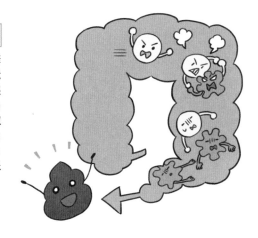

まとめ

- ✓ 大腸は、主に水分や一部の栄養素を吸収します
- ✓ 大腸内の多くの細菌が食物繊維を発酵分解します
- ✓ 下痢は、大腸が水分を吸収できずに起こります

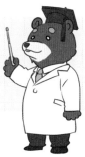

column 2

食事の回数は
一日何回がいい？

　お相撲さんが体を大きくするため、一日2食にしているという話を聞いたことがありますか？　これは同じ食べ物を食べた場合、3回に分けてとるより2回に分けたほうが、脂肪が増えやすいことを利用しているのです。

　食事をするとすい臓 (→p38)からインスリンが分泌されます。このインスリンは、食事によって上がった血中の糖質を、グリコーゲン（貯蓄型の糖分）または脂肪に変えて肝臓などにたくわえさせることで血糖値を下げます。

　インスリンは一度にたくさん食べれば食べるほど（血糖値も急激に上がるため）たくさん分泌されます。すると血糖が脂肪に変わりやすくなり、太るのです。太りたくない場合は、一回あたりの食事量を減らし食事の回数を増やしましょう。

CHAPTER

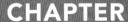

03

食べ物から学ぶ
栄養素の基本

食べ物のパッケージには、いろいろな栄養素の名前が書かれていますが、なかなか見ただけでは彼らのはたらきがわかりません。ここでは彼ら栄養素のはたらきや、欠乏するとどんな困ったことになるか、どんな食べ物を一日どれくらい食べればいいのかわかりやすく解説します。

※一日に必要な栄養素の目安および食品に含まれる量は、『日本食品標準成分表』（2020年版）、『日本人の食事摂取基準』（2020年版）より、18 〜 29歳女性を基準に概算したものです。

CHAPTER 03

体の第一の
エネルギー源・
糖質

Saccharide

生命維持に必須

糖質とは、炭水化物のうち、食物繊維以外のものをさしています。生命維持のため、真っ先に使われる栄養素であり、消化器官によってブドウ糖（グルコース）、果糖（フルクトース）、ガラクトースに分解されて全身の細胞に送られます。

糖質が
不足すると…?

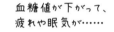

血糖値が下がって、
疲れや眠気が……

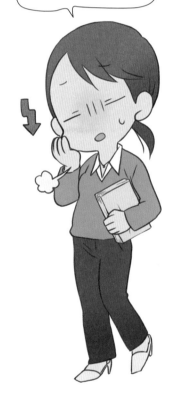

糖質不足は疲れやすい

糖質が不足すると、体内では代わりに脂質やタンパク質の分解が始まり、**疲れやすくなるなどの影響が考えられます。集中力の低下など精神的に支障をきたすこともあります。**
糖質は1gで4kcalのエネルギーとなり、おおむね一日の総エネルギー摂取量の5〜6割ほどを糖質でとるのが望ましいとされます（「日本人の食事摂取基準」 2020年版）。家事や軽い運動をする18〜29歳の女性が一日に必要とする推定エネルギー量は2,000kcal×（0.5〜0.6）＝1,000〜1,200kcalで、糖質1gが4kcalですので、この場合摂取量は約250〜300gとなります。

糖質は何にどれくらい入ってるの？

※1日の目安：約243g～292g

コンビニおにぎりひとつ
分ぐらいの重さだね！

白米

35.8g （100gあたり）

糖質はコメやコムギみたいな
穀類に多いよ！

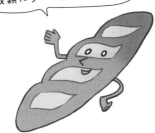

パン（フランスパン）

54.8g （100gあたり）

イモは野菜だけど、
栄養は穀類に近いよ

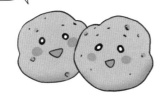

イモ類（蒸しジャガイモ）

17.9g （100gあたり）

ジュース類にもたくさん
入ってるんだ！

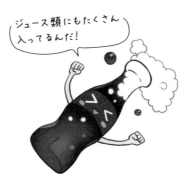

コーラ

11.4g （100gあたり）

まとめ

☑ 炭水化物から食物繊維を除いたものが糖質です

☑ 糖質はエネルギー源として、全身で使われます

☑ 不足すると脳の活動も停滞します

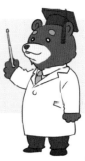

CHAPTER 03

血や肉の源・タンパク質

Protein

体の多くの組織になる

筋肉、骨、血液、皮ふなど、体の多くの組織がタンパク質から作られています。タンパク質の素材は20種類のアミノ酸です。そのうち9種類のアミノ酸は体内で生成できないので、食事によって摂取するしかありません。これを必須アミノ酸といいます。

タンパク質が不足すると…?

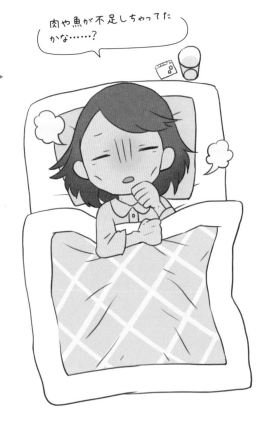

肉や魚が不足しちゃってたかな……?

成長と健康に深い関係

タンパク質は体の成長や、普段の健康に深く関わっています。**不足すると免疫力が下がるため**、いろいろな病気にかかりやすくなります。食材によって含まれるアミノ酸が異なるので、肉や魚の種類、部位を組み合わせて食べるようにしましょう。一日にとりたいタンパク質の目安は50gですが、もしあなたが筋力トレーニングをしていて筋肉を大きくしたい場合は、筋肉が大きくなる時にタンパク質を通常より多く消費します。ただし、必要以上のタンパク質は筋肉の合成には向かず、分解されてエネルギーとなってしまいます。また、**食事だけでは効果は少なく、同時に運動を行うことも重要です。**

タンパク質は何にどれくらい入ってるの?

※1日の目安：50g

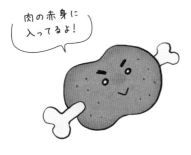

肉の赤身に入ってるよ！

牛肉（肩ロース・生）

13.8g（100g あたり）

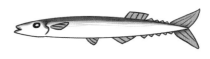

魚の赤身にも入ってるよ！

サンマ（焼き）

23.9g（100g あたり）

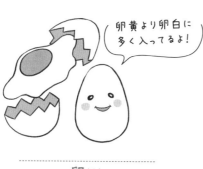

卵黄より卵白に多く入ってるよ！

卵（生）

12.3g（100g あたり）

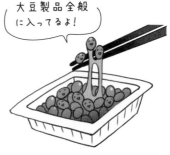

大豆製品全般に入ってるよ！

納豆

16.5g（100g あたり）

まとめ

✓ 体の多くの組織はタンパク質から作られます

✓ 必須アミノ酸は体内で作ることができません

✓ 多くの食材を組み合わせて食べるのが効果的

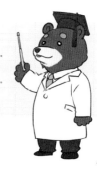

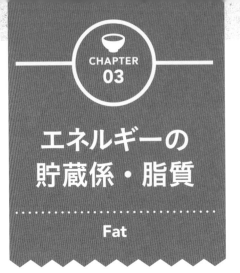

CHAPTER
03

エネルギーの
貯蔵係・脂質

Fat

油脂の種類に注目

細胞膜やホルモンの生成に欠かせないのが脂質です。普段の食生活で、脂質は過剰に摂取しがちです。揚げ物に使う油、パンに塗るバターなど調理時の脂質、肉や魚といった食材にもともと含まれる脂質の量を正しく把握するよう心がけましょう。

脂質が
不足すると…?

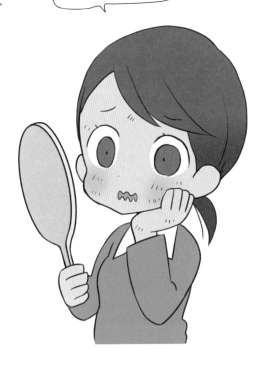

皮脂が足りないのは
脂質不足のせい?

脂質は高エネルギー

脂肪には熱が外に逃げ出るのを抑える効果や、衝撃を緩和する効果があります。体温や血圧のコントロール、また、肌の保湿など、脂質には重要なはたらきがあります。欠乏するとこれらに支障が生じます。特に粘膜や肌の不調は早く現れるので、**ダイエット中にカサカサ肌が気になった場合は脂質が不足している可能性を考えてみて下さい。**

脂肪は1gで9kcalと糖質の倍以上のエネルギーを産生することができます。高強度の運動では糖質が主に使われますが、長時間の軽い運動では脂肪がよく燃焼します。

脂質は何にどれくらい入ってるの？

※1日の目安：43〜65g

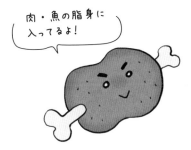

肉・魚の脂身に入ってるよ！

牛肉（バラ・生）

50g（100gあたり）

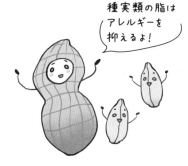

種実類の脂はアレルギーを抑えるよ！

バターピーナツ

51.3g（100gあたり）

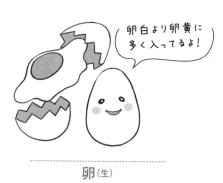

卵白より卵黄に多く入ってるよ！

卵（生）

10.3g（100gあたり）

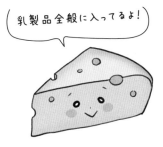

乳製品全般に入ってるよ！

プロセスチーズ

26g（100gあたり）

まとめ

- ☑ 細胞膜やホルモンは脂質から作られています
- ☑ 体温の維持、肌の保湿に関わる栄養素です
- ☑ 過剰摂取に注意し、良質なものを適量に

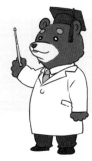

CHAPTER 03

目と粘膜を守る・ビタミンA

Vitamin A

粘膜や目の健康を維持

ビタミンA（レチノール）は皮ふや粘膜、目の健康を維持します。レバー、チーズ、卵黄などの動物性食品や、ニンジン、ホウレンソウなどの緑黄色野菜に多く含まれます。サプリメントからの過剰な摂取は、胎児への悪影響が報告されており、妊娠時には注意が必要です。

ビタミン A が不足すると…?

油との摂取がおすすめ

サプリメントからは過剰に摂取すると肝臓に障害が出ます。緑黄色野菜のβ-カロテンは必要なだけレチノールに変換されるので大量に摂取しても大丈夫です。**不足すると暗いところで目が見えなくなったり、粘膜が弱まり風邪をひきやすくなったりします。**
またビタミンAは水に溶けにくく脂に溶けやすいビタミンの一種です。水洗いやゆでることで失われる割合が少なく、さらに油いためなど油と一緒に食材を食べると吸収しやすくなります。加熱にも比較的強いため、加熱してかさを少なくすると量を食べやすくなりおすすめです。

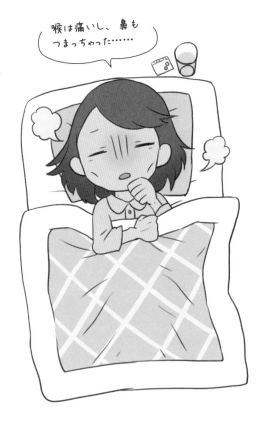

喉は痛いし、鼻もつまっちゃった……

ビタミン A は何にどれくらい入ってるの?

※ 1 日の目安：650μgRAE

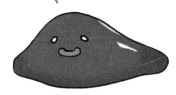

鶏レバーにも同じくらい入ってるよ！

レバー（豚・生）

13,000μgRAE（100g あたり）

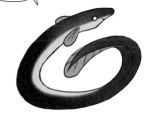

魚類トップクラスの含有量だよ！

ウナギ（かば焼）

1,500μgRAE（100g あたり）

野菜トップクラスの含有量だよ！

ニンジン（油いため）

1,000μgRAE（100g あたり）

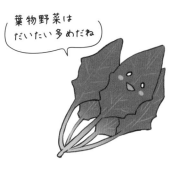

葉物野菜はだいたい多めだね

ホウレンソウ（生）

350μgRAE（100g あたり）

まとめ

✓ 目の健康や粘膜の保護に関わる栄養素です

✓ 特に妊娠中は過剰な摂取に注意が必要となります

✓ 緑黄色野菜では量を気にせずに摂取できます

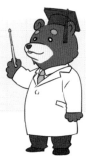

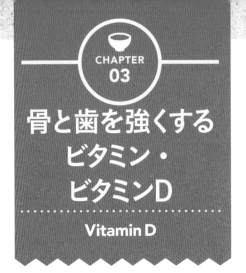

CHAPTER 03

骨と歯を強くする ビタミン・ビタミンD

Vitamin D

日光浴でも生成可能

ビタミンDは血中のカルシウム（→p78）の吸収を高めるはたらきがあることから、骨の健康に欠かせない栄養素です。食事以外でも、日光（紫外線）を浴びることで、皮ふ内で生成することができます。ビタミンDも水に溶けにくく、脂に溶けやすい性質があります。

ビタミンDが不足すると…?

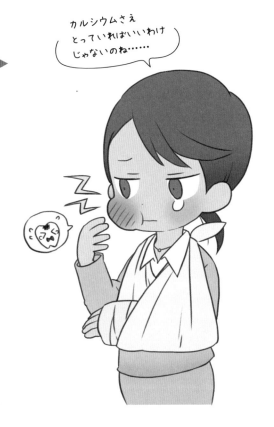

カルシウムさえ
とっていればいいわけ
じゃないのね……

骨の健康に必要な栄養

ビタミンDが欠乏すると、血中のカルシウム濃度が下がり、骨が弱くなります。骨粗しょう症や、歯周病などが起こります。日光浴と食事をうまく組み合わせて摂取しましょう。特に妊婦さんは胎児を育てるためビタミンDが不足しがちです。

ちなみに血中にカルシウムが不足した時、人体は骨からカルシウムを取り出して補いますが、この役目を行うのもビタミンDです。このようにビタミンDはカルシウムと関係が深いので、セットでとるとより効果的です。食品でとる場合には問題ありませんが、サプリメントや薬で過剰摂取すると腎不全の原因となります。

ビタミン D は何にどれくらい入ってるの？

※ 1日の目安：5.5μg

青魚ならイワシ、ニシンにも多いよ！

白身魚ではトップクラスの含有量だよ！

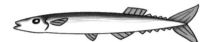

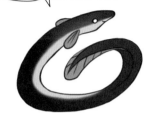

サンマ（焼き）

13μg （100g あたり）

ウナギ（かば焼）

19μg （100g あたり）

実はヒラメにも同じくらい入ってるけどね……

スーパーでおなじみのキノコにも入ってるよ！

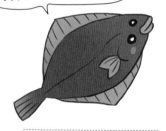

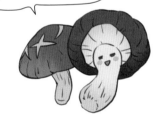

カレイ（焼き）

17.5μg （100g あたり）

乾しいたけ

12.7μg （100g あたり）

まとめ

☑ ビタミン D は血中のカルシウム濃度を高めます

☑ 食事による摂取と日光浴によって生成できます

☑ 欠乏すると骨や歯が弱くなるおそれがあります

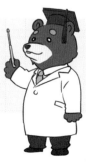

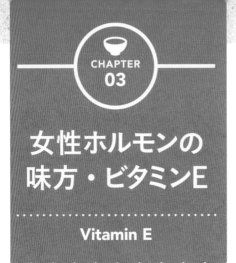

女性ホルモンの味方・ビタミンE

Vitamin E

強い抗酸化作用

強い抗酸化力で、細胞の老化を遅らせるはたらきを持つのがビタミンEです。体内に蓄積されるのは短時間で、摂取量の3分の2は便として排泄されてしまいます。ビタミンEも水に溶けにくく脂に溶けやすいので、脂と一緒の摂取が効果的です。

ビタミンEが不足すると…?

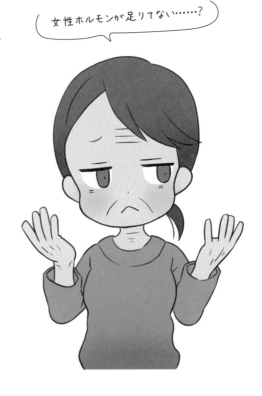

女性ホルモンが足りてない……?

細胞の老化と血行不良

ビタミンEが不足すると、シミができやすくなります。また、脂肪の酸化によりコレステロールが悪玉化するため、**動脈硬化になる可能性が高まります**。血行不良も起きやすくなり、**冷えや肩こり、生理痛の原因になります**。
またビタミンEは女性ホルモンを分泌する助けとなる栄養です。そのためビタミンEが不足すると女性ホルモンも不足しがちになり、**生理不順や不妊を引き起こすこと**があります。女性は特に意識してとっておきたい栄養素のひとつですね。

ビタミンEは何にどれくらい入ってるの？

※1日の目安：6mg

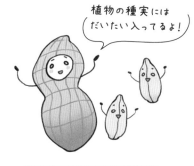

植物の種実には
だいたい入ってるよ！

バターピーナツ

1.9mg（100gあたり）

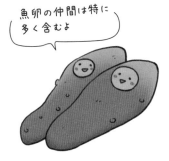

魚卵の仲間は特に
多く含むよ

タラコ（生）

7.1mg（100gあたり）

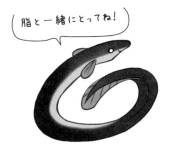

脂と一緒にとってね！

ウナギ（かば焼）

4.9mg（100gあたり）

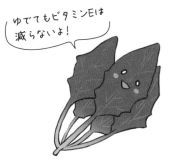

ゆでてもビタミンEは
減らないよ！

ホウレンソウ（生）

2.1mg（100gあたり）

まとめ

☑ 細胞の酸化を抑え、老化を防ぐはたらきをします

☑ 脂質の酸化も抑え、動脈硬化を予防します

☑ 体内に蓄積されないので継続的に摂取しましょう

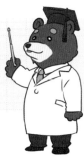

CHAPTER 03

血と骨を守る・ビタミンK

Vitamin K

血を止め、骨を作る

ビタミンKは出血した時、血を固めるはたらきがあります。また骨の形成、血管の健康にも関わっている栄養素です。食品から摂取する以外に、腸内細菌でも作られていて、中でも、納豆菌がビタミンKを多く生成することが知られています。

ビタミンKが不足すると…?

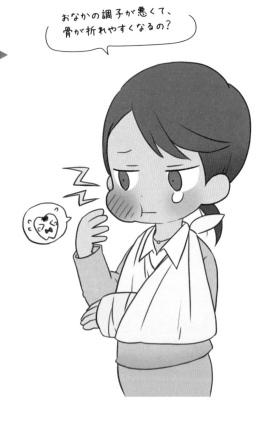

おなかの調子が悪くて、骨が折れやすくなるの?

納豆を食べましょう

ゆでた大豆と比べて、納豆は10倍近いビタミンKを含んでいます。ビタミンKは欠乏すると骨折や出血症を引き起こしやすくなります。欠乏症は乳幼児に起きやすいといわれています。ビタミンKは母乳にはほとんど含まれておらず、乳幼児の腸内にはビタミンKを生成する腸内細菌も少ないというのが主な原因です。そのため乳幼児に対してビタミンKが経口投与されることもあります。

成人では腸内細菌が十分にすみ着いているので、食物繊維（→p94）などをとって腸内環境を整えていれば、不足に陥ることはあまりありません。

ビタミンKは何にどれくらい入ってるの?

※1日の目安:150μg

実はひきわりのほうが
1.5倍ぐらい多いの……

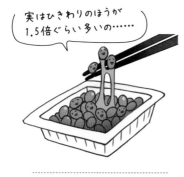

納豆
600μg（100gあたり）

葉物ではシソ、パセリ
に次ぐトップクラス!

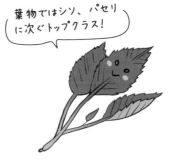

モロヘイヤ（生）
640μg（100gあたり）

僕ぐらいの量でも
一日分には十分だよ

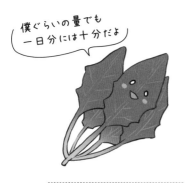

ホウレンソウ（生）
270μg（100gあたり）

海藻仲間だとヒジキ、
コンブにも入ってるよ

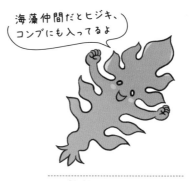

乾燥ワカメ（水戻し）
120μg（100gあたり）

まとめ

✓ 血管と骨を健康に保つために必要な栄養素です

✓ 食品のほか、腸内細菌からの生成でも得られます

✓ 腸内環境が整っていればあまり不足しません

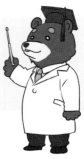

糖質のお供に欠かせない・ビタミンB₁

Vitamin B₁

糖質をエネルギーに変換

摂取した糖質をエネルギーに変換するのに欠かせないのがビタミンB₁です。昔からコメを主食としている日本人は、この栄養素を大量に消費します。穀物のほか、緑黄色野菜や豚肉に多く含まれています。尿で排出されやすいので、過剰摂取の心配はありません。

ビタミン B₁ が不足すると…?

糖質をとっているはずなのに……

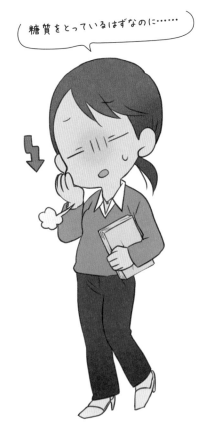

かつての国民病の原因

米ぬかや胚芽などに豊富に含まれているため、精製された穀物ばかりを食べていると欠乏しやすくなります。かつて、肉や野菜などのおかずを十分にとることができなかった時代に、国民病と呼ばれた「脚気」はビタミンB₁の不足が原因でした。
ビタミンB₁は糖質をエネルギーとして使う時に必要なので、脚気にならない程度の不足でも、**イライラやだるさを引き起こします。**
またビタミンB₁はアルコールを分解する際にも使われるので、二日酔い防止・回復に効果的です。水に溶けやすいので味噌汁やスープにして摂取しましょう。

ビタミン B1 は何にどれくらい入ってるの？

※1日の目安：1.1mg

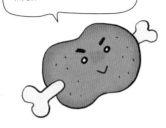

肉類では豚が多めだよ！

豚肉（ロース、焼き）

0.9mg （100gあたり）

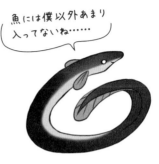

魚には僕以外あまり
入ってないね……

ウナギ（かば焼）

0.75mg （100gあたり）

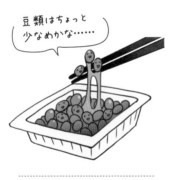

豆類はちょっと
少なめかな……

納豆

0.07mg （100gあたり）

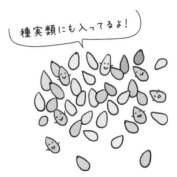

種実類にも入ってるよ！

いりゴマ

0.49mg （100gあたり）

まとめ

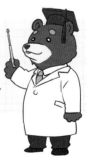

☑ 糖質をエネルギーに変えるのに必要な栄養素です

☑ 日本人は特に積極的に摂取する必要があります

☑ 欠乏するとかつて国民病とされた「脚気」になります

CHAPTER 03

脂肪を燃やす ビタミン・ ビタミンB2

Vitamin B2

別名「成長ビタミン」

炭水化物、タンパク質、脂質の三大栄養素がエネルギーに変換される助けをするのがビタミンB2です。スポーツ選手などエネルギー消費量が多い人ほど摂取が必要になります。また成長全体に関わるため、育ち盛りの子供にも欠かすことのできない栄養素です。

ビタミン B2 が 不足すると…?

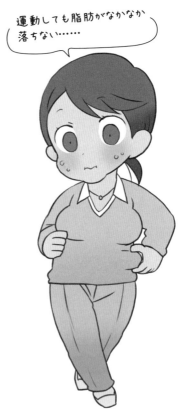

運動しても脂肪がなかなか落ちない……

代謝を支える栄養

口内炎や皮ふ炎、目の充血、角膜炎などが欠乏の症状として現れます。すぐに排出されてしまうため、毎日欠かさずに摂取する必要があります。脂質をエネルギーに変えるため、ダイエット中の人は多く摂取しましょう。生活習慣病・糖尿病の改善にも役立ちます。過剰摂取した分は排出されるので、影響はほとんどありません。

またビタミンB2はホルモンの分泌に関わる甲状腺にとっても大事な栄養素で、ビタミンB2が不足するとホルモンバランスが崩れて、冷え性やむくみなど新陳代謝の異常を引き起こしてしまうことがあります。

ビタミン B₂ は何にどれくらい入ってるの?

※ 1 日の目安 : 1.2mg

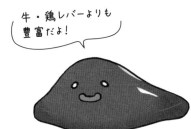

牛・鶏レバーよりも豊富だよ!

レバー（豚・生）

3.6mg （100g あたり）

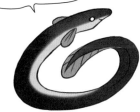

魚類ではトップクラスだよ!

ウナギ（かば焼）

0.74mg （100g あたり）

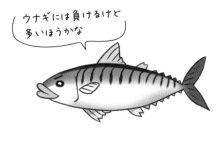

ウナギには負けるけど多いほうかな

サバ（焼き）

0.37mg （100g あたり）

僕以外の豆製品にはあまり入ってない……

納豆

0.56mg （100g あたり）

まとめ

✓ 三大栄養素をエネルギーに変えるのに必要です

✓ 全身の成長や健康に関わる重要な栄養素です

✓ 欠乏すると口内、目、皮ふに影響が出ます

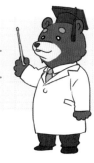

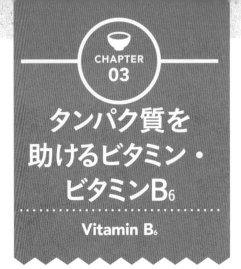

CHAPTER 03

タンパク質を助けるビタミン・ビタミンB6

Vitamin B6

皮ふ炎の予防成分

ビタミンB6には、タンパク質をエネルギーに変えるのを助ける役割があります。また筋肉や血液を作るはたらきも持っています。特に月経前症候群や、つわりがひどい女性はビタミンB6を積極的に摂取することで、症状が改善されるといわれています。

ビタミン B6 が不足すると…?

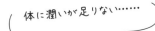

体に潤いが足りない……

皮ふや粘膜に異常が

皮ふや粘膜の維持に関わるため、**欠乏すると皮ふ炎や口内炎、胃腸炎による食欲不振**などの症状が出ます。またタンパク質から脳内の伝達物質を生成するのにもビタミンB6がはたらいているので、不足すると**イライラや不眠症**の原因にもなります。

腸内細菌で合成することができたり、日本人の主食である白米にも含まれていたりしますので、一般的にはあまり不足の心配はいりません。ただ**ビタミンB2が不足していると、ビタミンB6は力を発揮できません**。また抗生剤を長期服用している人も注意が必要です。

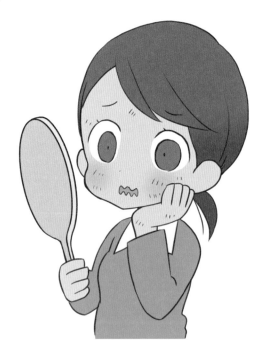

ビタミン B₆ は何にどれくらい入ってるの?

※ 1日の目安：1.2mg

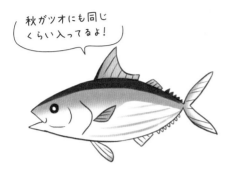

秋ガツオにも同じ
くらい入ってるよ!

カツオ（春、生）

0.76mg（100gあたり）

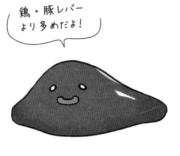

鶏・豚レバー
より多めだよ!

レバー（牛・生）

0.89mg（100gあたり）

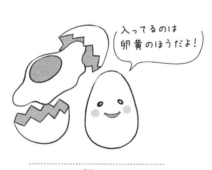

入ってるのは
卵黄のほうだよ!

卵（生）

0.08mg（100gあたり）

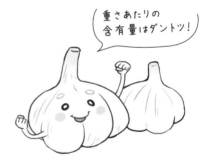

重さあたりの
含有量はダントツ!

ニンニク（油いため）

1.8mg（100gあたり）

まとめ

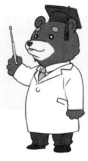

- ☑ 皮ふ炎の予防研究で発見されたビタミンです
- ☑ 排卵期、妊娠中の女性は積極的に摂取しましょう
- ☑ 欠乏すると、皮ふ炎、食欲不振などが起こります

CHAPTER 03

血を作る
ビタミンのひとつ・
ビタミンB₁₂

Vitamin B₁₂

動物性食品に存在する

ビタミンB₁₂は動物性食品にのみ含まれています。魚類、中でもイクラ、タラコ、カラスミなどの魚卵から多く摂取できます。一般的には不足しづらい栄養素ですが、普段から植物性食品だけを食べている人は注意が必要です。過剰に摂取しても問題はありません。

ビタミン B₁₂ が
不足すると…?

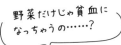

野菜だけじゃ貧血になっちゃうの……?

重い貧血につながる

ビタミンB₁₂は葉酸（→p66）とともに幹細胞を分裂させて、赤血球（ヘモグロビン）を生成する手助けをしています。どちらかが不足すると細胞が分裂しないため、赤血球が異常に大きくなったり、赤血球の数が足りなくなったりして、全身に酸素が届かず、**重い貧血を起こす**ことになります。
またビタミンB₁₂は中枢神経と末梢神経が正しくはたらくようコントロールする機能もあります。そのため不足すると**不眠症、肩こり、腰痛、しびれなど神経障害を引き起こします**。認知症を発症した人の脳内は、ビタミンB₁₂が少ないという報告もあります。

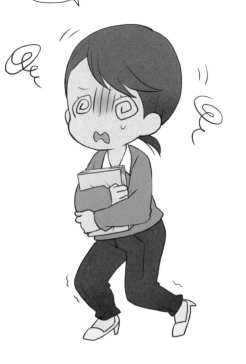

ビタミン B₁₂ は何にどれくらい入ってるの?
※ 1日の目安:2.4μg

豚・鶏レバーより
多いよ!

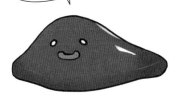

レバー (牛・生)

52.8μg (100g あたり)

貝類にも入ってるよ!

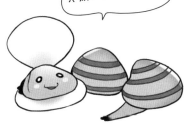

アサリ (水煮)

63.8μg (100g あたり)

別に魚肉でも
必要な分はとれるよ

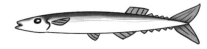

サンマ (焼き)

16.3μg (100g あたり)

入ってるのは
卵黄だよ!

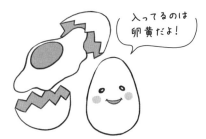

卵 (生)

0.9μg (100g あたり)

まとめ

- ☑ 葉酸とともに赤血球を作ります
- ☑ 動物性食品でのみ摂取でき、魚卵に豊富です
- ☑ 不足すると、重い貧血を起こす可能性があります

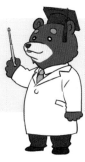

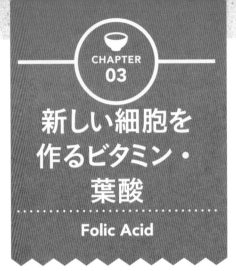

CHAPTER
03

新しい細胞を作るビタミン・葉酸

Folic Acid

ホウレンソウから発見

20世紀の半ばに、ホウレンソウの葉から発見された栄養素で、ビタミンM、ビタミンB9などとも呼ばれます。レバー、緑黄色野菜、果物などに多く含まれていますが、調理や長期保存によって壊れやすい性質があるため、新鮮な野菜、果物から摂取するのがおすすめです。

葉酸が不足すると…?

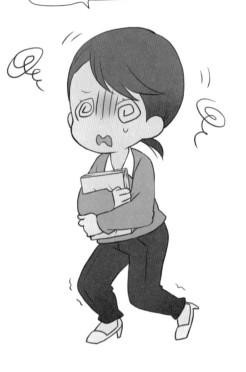

新鮮な野菜が足りないのね……

妊娠・授乳期に注意を

葉酸はビタミンB12（→p64）と組んで赤血球を作ります。ほかに細胞分裂に必要なDNAの合成を助けるため、細胞分裂が活発な育ち盛りの子供は特にとりたい栄養素です。不足すると、**症状としては貧血や免疫機能の低下が起こり**ます。また、妊娠期、授乳期の女性は多くの葉酸を必要とするため、積極的な摂取を心がけましょう。欠乏は胎児へのリスクにもなり得ます。

一部の腸内細菌も葉酸を合成しますので、普通に野菜をとっていればあまり不足しません。ただお酒やタバコをたしなむ人は葉酸を多く消費しますので、意識してとるようにしたいですね。

葉酸は何にどれくらい入ってるの？

※1日の目安：240μg

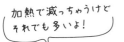

加熱で減っちゃうけど
それでも多いよ！

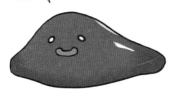

レバー（牛・生）

1,000μg（100g あたり）

葉物ではトップクラスの
豊富さだよ！

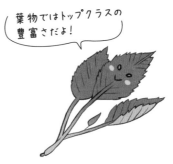

モロヘイヤ（生）

250μg（100g あたり）

葉っぱに
見えないかも
しれないけど
入ってるよ！

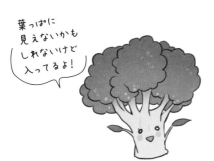

ブロッコリー（ゆで）

120μg（100g あたり）

ゆでると半減
しちゃうんだ……

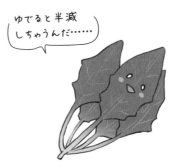

ホウレンソウ（生）

210μg（100g あたり）

まとめ

☑ ホウレンソウの葉から発見された栄養素です

☑ 欠乏すると貧血や免疫機能の低下が起こります

☑ 特に妊娠・授乳期の女性は多く摂取しましょう

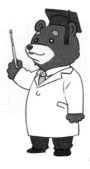

CHAPTER 03

お酒好きを助けるビタミン・ナイアシン

Niacin

全身のはたらきに関係

ビタミンB3とも呼ばれ、三大栄養素の代謝に不可欠な物質です。循環、消化、神経のすべてに関わっています。体内では必須アミノ酸のひとつ、トリプトファンから合成することもでき、タンパク質が豊富な食材ではナイアシンと同時に摂取することができます。

ナイアシンが不足すると…?

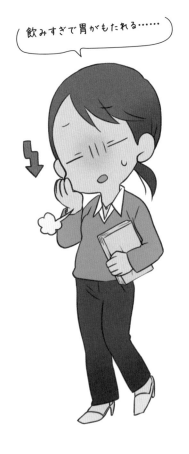

飲みすぎで胃がもたれる……

深刻な皮ふ病の原因

かつての南欧や南米など、トウモロコシを主食とし、日差しの強い国で流行した「ペラグラ」という病気の原因が、ナイアシンの欠乏であることがわかりました。代謝が落ち込んで疲れやすくなるのをはじめ、皮ふや消化管、神経が不調になります。

ナイアシンは体内でも合成できるので、あまり不足の心配はありません。ただしアルコールを分解する時に体内で使われるので、タンパク質（→p46）をとらず、紅茶やコーヒーも飲まずに（これらの飲み物にもナイアシンが含まれています）、酒量が多いとナイアシン不足になることがあります。

ナイアシンは何にどれくらい入ってるの?
※1日の目安:11mgNE

魚類では
トップクラスだよ!

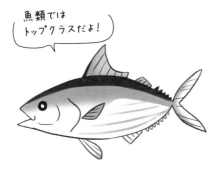

カツオ(春、生)
19mg(100gあたり)

重さあたりの
含有量ではトップだよ!

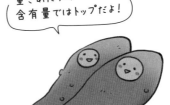

タラコ(生)
49.5mg(100gあたり)

牛レバーにも同じくらい
入ってるよ!

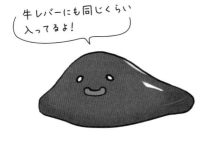

レバー(豚・生)
14mg(100gあたり)

種実類では
ダントツでトップ!

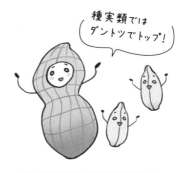

バターピーナツ
17mg(100gあたり)

まとめ

- ☑ 三大栄養素の代謝に関わる重要なビタミンです
- ☑ トリプトファンというアミノ酸から合成できます
- ☑ 「ペラグラ」という病気の研究により発見されました

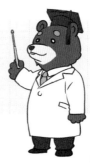

イライラしてたら不足かも?・パントテン酸

Pantothenic Acid

多くの食品に含まれる

ストレスを和らげ、三大栄養素をエネルギーに変えるはたらきを持っています。かつてはビタミンB5とも呼ばれていました。多くの食品中に存在し、通常の食生活で十分に摂取できます。特に多く含まれるのは卵、レバー、納豆などです。

パントテン酸が不足すると…?

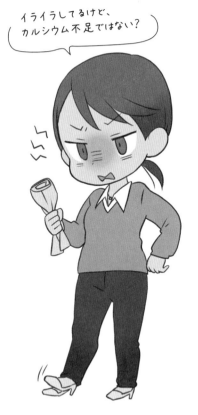

イライラしてるけど、カルシウム不足ではない?

ごくまれにある欠乏

「パントテン」とはギリシャ語で「広くどこにでもある」という意味です。その名前の通り、非常に多くの食品に含まれ、腸内でも作られるので、欠乏することはほとんどありませんが、抗生物質の服用や、腸内細菌のはたらきが低下している際は注意が必要です。**疲れやすくなり、手足の感覚にしびれなどの異常が出る**といわれています。

また普段は不足しないパントテン酸も、ダイエットなどで食事の量を減らすと不足気味になることがあります。その場合はストレスでイライラすることが増えてしまいがちなので、とるように心がけましょう。

パントテン酸は何にどれくらい入ってるの？

※1日の目安：4mg

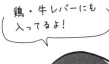

鶏・牛レバーにも入ってるよ！

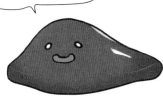

僕以外のキノコ類にはあまり入ってないね

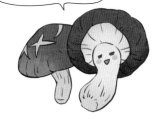

レバー（豚・生）

7.19mg（100gあたり）

乾しいたけ

7.93mg（100gあたり）

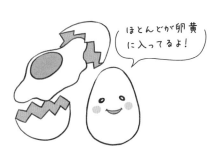

ほとんどが卵黄に入ってるよ！

納豆以外の豆製品には少なめだね……

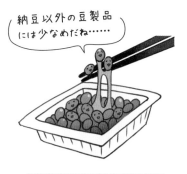

卵（生）

1.45mg（100gあたり）

納豆

3.6mg（100gあたり）

まとめ

- ✅ 非常に多くの食品に含まれているビタミンです
- ✅ 通常の食生活で不足することは、ほぼありません
- ✅ 疲労感や頭痛、手足のしびれなどが欠乏の症状です

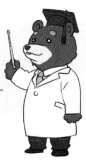

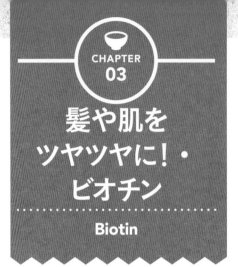

CHAPTER
03

髪や肌を ツヤツヤに!・ ビオチン

Biotin

皮ふ病、糖尿病に有効

生の卵白を大量に摂取することにより、皮ふ病が起こることがわかっています。ビオチンはその症状を防止する物質として、卵黄の中から発見されました。アトピー性皮ふ炎や糖尿病の改善効果が認められ、治療に用いられることがあります。

ビオチンが 不足すると…?

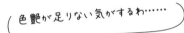

色艶が足りない気がするわ……

喫煙、飲酒も欠乏要因

腸内細菌によって作ることもできるため、通常の食生活で欠乏する心配はあまりありません。ただし、副流煙も含む喫煙、飲酒、乳製品や生卵白の過剰摂取で欠乏する可能性があります。また抗生物質を長く服用していると、腸内細菌が通常より減ってしまうので注意が必要です。
ビオチンはタンパク質（→p46）を原料にコラーゲンの生成を行って皮ふ、粘膜、髪の毛などをツヤツヤに保つはたらきがあります。なので欠乏すると**皮ふ炎や脱毛、ツメの変形**などが起きてしまいます。また**味覚異常、血糖値上昇**などの症状が現れます。

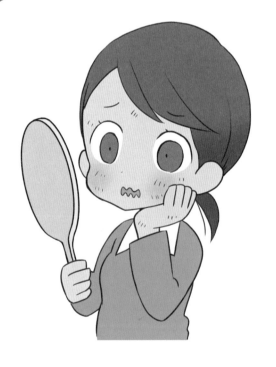

ビオチンは何にどれくらい入ってるの？

※1日の目安：50μg

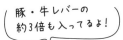

豚・牛レバーの
約3倍も入ってるよ！

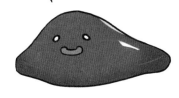

20つぶぐらいで
1日分かな

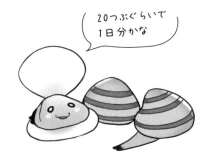

レバー（鳥・生）

232.4μg（100gあたり）

アサリ（生）

22.7μg（100gあたり）

おやつ程度の量でも
1日分になるね

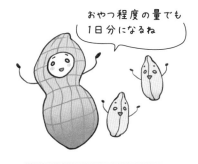

僕は加熱すると
吸収率が
上がるよ！

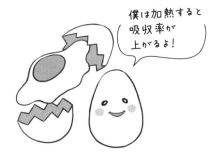

バターピーナツ

95.6μg（100gあたり）

卵（生）

25.4μg（100gあたり）

まとめ

- ☑ 皮ふ病予防の研究中に、卵黄から発見されました
- ☑ アトピー性皮ふ炎、糖尿病の改善に用いられます
- ☑ 生卵白の過剰摂取、飲酒、喫煙は欠乏の一因です

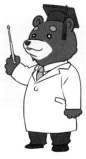

風邪予防と美肌に活躍!・ビタミンC

Vitamin C

コラーゲン生成に必要

ビタミンCは細胞と細胞を結ぶコラーゲンの生成に欠かせない栄養素で、皮ふや粘膜の健康維持、美容に効能があります。抗酸化作用もあり、動脈硬化や心疾患の予防にも役立っています。また精神的、肉体的なストレスが多い人、喫煙者は多量の摂取が必要です。

ビタミン C が不足すると…?

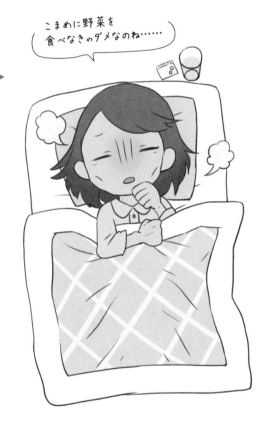

こまめに野菜を食べなきゃダメなのね……

熱に弱く、水に溶ける

ビタミンCが不足すると抵抗力が下がるため、**風邪をひきやすくなります**。また皮ふの再生が遅くなってしまうので、**シミ、シワ、切り傷、打ち身、やけどなどがなかなか治らなくなってしまいます**。またコラーゲンが不足し**関節痛**にもつながります。
極度の欠乏は壊血病として知られています。歯ぐきなど全身で出血が止まらなくなり命にも関わる病気です。果物や野菜類に多く含まれていますので、水や熱で栄養素を逃さないように食べましょう。とりすぎた分は尿に混じって捨てられるので、とりだめはせず毎日とることが大切です。

ビタミン C は何にどれくらい入ってるの？

※1日の目安：100mg

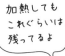
加熱しても
これぐらいは
残ってるよ

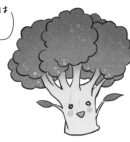

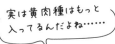
実は黄肉種はもっと
入ってるんだよね……

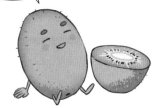

ブロッコリー（ゆで）

54mg（100g あたり）

キウイ（緑肉種）

69mg（100g あたり）

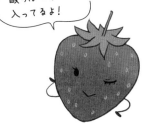
酸っぱくなくても
入ってるよ！

野菜・果物の中では、
実はそこそこの量なんだ

イチゴ（生）

62mg（100g あたり）

ウンシュウミカン（生）

32mg（100g あたり）

まとめ

☑ コラーゲン生成に必要で、肌の健康を維持します

☑ 果物や野菜類に含まれ、水や熱で失われます

☑ 不足すると抵抗力が弱まり、体調を崩します

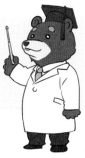

CHAPTER 03

とりすぎ注意の ミネラル・ ナトリウム

Sodium

体の動きを左右する

ナトリウムは食塩に含まれる成分の一部で、私たちの体内には体重1kgあたり約1.4gのナトリウムがあります。体内の水分量を調節し、神経や筋肉を正常に動かすための重要な役割をしますが、とりすぎると、高血圧や腎臓病になりやすくなります。

ナトリウムが 不足すると…?

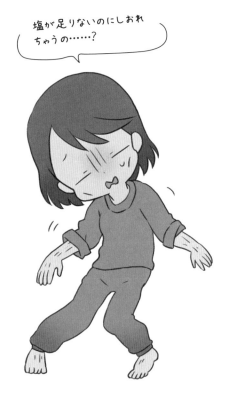

塩が足りないのにしおれちゃうの……?

水分量や血液量が減る

ナトリウムには浸透圧を調節することにより体内の水分量を保持する作用があります。ナトリウムが不足すると、**体内の水分量が減ることで、体がしおれてしまいます。**また、血液量も減少し、**低血圧や頭痛なども引き起こします。**
汗をかくと、ナトリウムが体内から失われます。夏のスポーツで熱中症を防ぐために水分だけをとっていると、ナトリウム不足が高度になってけいれんを起こす危険があります。そのためスポーツドリンクにはナトリウムが含まれています。ただ日本人は、ナトリウムをとりすぎる傾向にあります。ナトリウムは加工食品や調味料にも多く含まれるのでとりすぎに注意しましょう。

ナトリウム（食塩相当量）は何にどれくらい入ってるの？

※1日の目安：食塩相当量 7.0g 未満

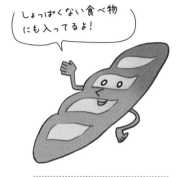

しょっぱくない食べ物にも入ってるよ！

パン（フランスパン）

1.6g（100gあたり）

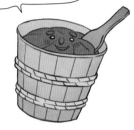

白みそと同じくらい入ってるよ！

みそ（赤みそ）

約 0.78g（小さじ1）

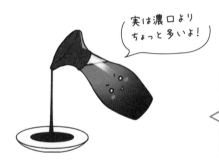

実は濃口よりちょっと多いよ！

しょう油（薄口）

約 0.9g（小さじ1）

※大さじ1は15ml、
小さじ1は5mlで計算

まとめ

☑ 神経や筋肉を動かすための重要な役割をします

☑ 不足すると低血圧や頭痛を引き起こします

☑ 日本人はとりすぎの人が多く、注意が必要です

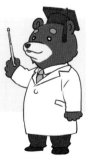

CHAPTER 03

骨作り以外にも活躍・カルシウム

Calcium

骨や歯を形作る栄養素

カルシウムは人の体にもっとも多く存在するミネラルです。カルシウムを多く含む食品はたくさんありますが、中でも吸収効率がよいのは乳製品です。カルシウムは熱に強く、牛乳をレンジや鍋で加熱しても、含まれるカルシウムの量はほぼ変わらないとされています。

カルシウムが不足すると…?

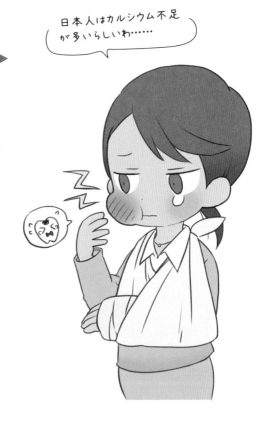

日本人はカルシウム不足が多いらしいわ……

骨や歯がもろくなる

カルシウムは心臓の筋肉を動かす、ホルモンの分泌などの作用があります。カルシウムが不足してしまうと、骨や歯にたくわえられたカルシウムが消費されてしまいます。そのため骨の密度が減っていき、**骨折や骨粗しょう症を起こす可能性が高くなります。**
カルシウムは十分にとれていない人が多く、努力して摂取する必要があります。カルシウムはビタミンD（→p52）と一緒に食べると効率よく吸収することができます。ビタミンDは、カルシウムの吸収を手助けするだけでなく、尿からの喪失も減らす役割があるためです。

カルシウムは何にどれくらい入ってるの?

※1日の目安：650mg

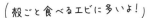
殻ごと食べるエビに多いよ!

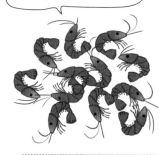

干しエビ
7,100mg（100gあたり）

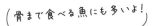
骨まで食べる魚にも多いよ!

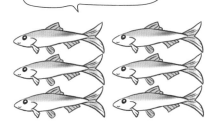

ワカサギ（生）
450mg（100gあたり）

牛乳よりも
6倍近く多いよ!

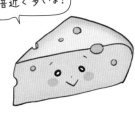

プロセスチーズ
630mg（100gあたり）

葉物の中では僕が
トップクラスだね

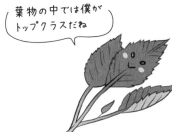

モロヘイヤ（生）
260mg（100gあたり）

まとめ

- ☑ カルシウムは加熱してもほとんど変化しません
- ☑ 体が吸収しやすいのは乳製品に含まれるカルシウム
- ☑ カルシウム不足は骨折の原因になります

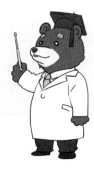

CHAPTER 03

塩分とりすぎの防止に・カリウム

Kalium

余分な塩分を排出する

カリウムは水に溶けやすく、ゆでるなどの調理で8割以上が失われます。そのため、生で食べられる果物や海藻をとったり、カリウムが溶け出した煮汁もとると効率がよいでしょう。カリウムには過剰なナトリウムを排出するはたらきがあるため、高血圧に効果的です。

カリウムが不足すると…?

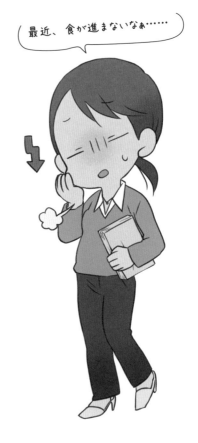

最近、食が進まないなぁ……

体がだるくなる

体内のカリウムの多くは筋肉にあり、体を動かすための重要な役割を果たしています。そのため、カリウムが不足すると疲れやすくなったり、食欲がなくなったりします。さらに深刻化すると、死に至る不整脈が起こるため注意が必要です。

一方カリウムを必要以上にとった場合、腎機能が正常であれば余剰なカリウムは腎臓から尿として捨てられます。しかし、腎機能が低下した状態ではカリウム排泄力が低下しているため、カリウムを制限する必要があります。

カリウムは何にどれくらい入ってるの?

※1日の目安:2,000mg

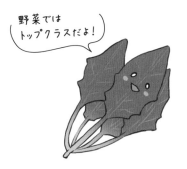

野菜では
トップクラスだよ!

ホウレンソウ(生)

690mg（100g あたり）

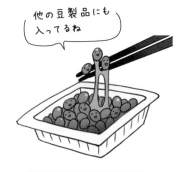

他の豆製品にも
入ってるね

納豆

660mg（100g あたり）

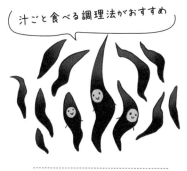

汁ごと食べる調理法がおすすめ

乾ヒジキ

6,400mg（100g あたり）

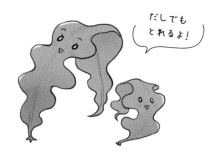

だしでも
とれるよ!

コンブ（素干し）

6,100mg（100g あたり）

まとめ

- ✓ 生野菜や果物からカリウムをとると効率的です
- ✓ 余分な塩分を体から排出し、高血圧に効果的です
- ✓ カリウム不足は疲労感、食欲不振を引き起こします

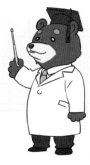

81

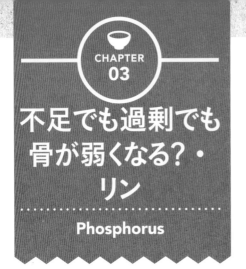

CHAPTER 03

不足でも過剰でも骨が弱くなる?・リン

Phosphorus

さまざまな生命維持に大切

リンはカルシウムとともに骨や歯を作り、体の中にエネルギーをたくわえる重要なはたらきをしています。肉や魚などのタンパク質に多く含まれ、ミネラルの中でも比較的とりやすい栄養素です。食品添加物として加工食品や炭酸飲料に広く使われています。日本ではとりすぎが問題になっています。

リンが不足すると…?

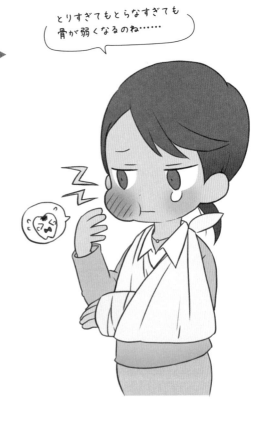

とりすぎてもとらなすぎても骨が弱くなるのね……

エネルギーがなくなる

リンが不足することで骨や歯が弱くなり、骨の軟化が進み、骨や関節、歯の形成障害といった症状を引き起こす可能性があります。蓄積していたエネルギーを使ってしまうため、体調不良になりやすく、疲労感や食欲不振、体重減少を起こすこともあります。

ただリンはインスタント食品や清涼飲料水に多く含まれているので、近頃はとりすぎにも注意が必要です。リンをとりすぎると腎臓のはたらきに支障が出ます。またマグネシウム（→p86）やカルシウム（→p78）に対してリンをとりすぎても、骨粗しょう症の危険があります。

リンは何にどれくらい入ってるの？

※1日の目安：800mg

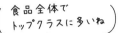

食品全体で
トップクラスに多いね

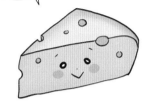

プロセスチーズ

730mg（100gあたり）

清涼飲料水
全般に
入ってるよ

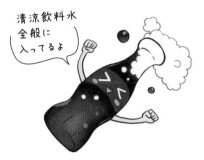

コーラ

11mg（100gあたり）

魚類にも多めに
入ってるね

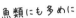

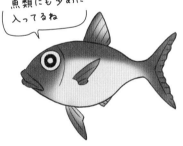

キンメダイ（生）

490mg（100gあたり）

肉類ではレバーや
加工肉に多いよ

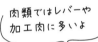

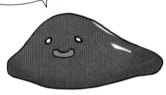

レバー（豚・生）

340mg（100gあたり）

まとめ

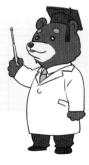

- ☑ カルシウムとともに骨を丈夫にします
- ☑ 多くの食品に含まれ、吸収しやすいミネラルです
- ☑ リンが不足すると疲労感や食欲不振を引き起こします

赤血球の材料・鉄

Iron

血のもとになる栄養素

鉄は酸素を全身に運び、貧血を予防する重要なはたらきをしますが、吸収の効率が悪いため食べ合わせに工夫が必要です。ビタミンC（→p74）やクエン酸は吸収しやすい状態へと変化させるキレート作用があり、鉄の吸収を助けます。他方、食物繊維が豊富なものは鉄の吸収を抑えます。

鉄が不足すると…？

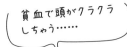
貧血で頭がクラクラしちゃう……

貧血の症状が出る

鉄が不足してくると、はじめは肝臓にたくわえられた鉄が使われます。しかしその状態が長く続くと、酸素を運ぶヘモグロビンの合成に使う鉄が少なくなり**貧血が生じ、めまいや立ちくらみ**といった症状が出てきます。動悸や息切れも鉄不足のサインです。また妊娠期や授乳期の女性は、鉄をほかの人より多く使うので不足しやすいです。鉄にはヘム鉄と非ヘム鉄があり、ヘム鉄は主に肉や魚など動物性の食べ物に、非ヘム鉄は野菜や海藻など植物性の食べ物に含まれます。**ヘム鉄より、非ヘム鉄はさらに吸収されにくくなっています。**

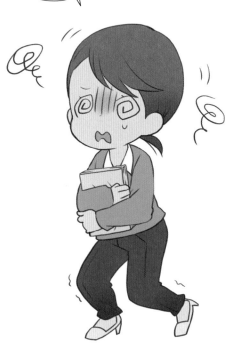

鉄は何にどれくらい入ってるの?

※ 1日の目安：10.5mg

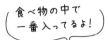

食べ物の中で
一番入ってるよ!

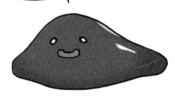

魚類はあまり
多くないんだよね

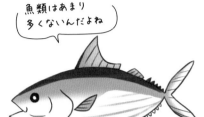

レバー（豚・生）

13mg（100g あたり）

カツオ（春、生）

1.9mg（100g あたり）

豆類の中では
平均ぐらいかな

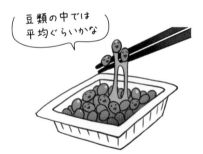

貝類にはけっこう
入ってるよ!

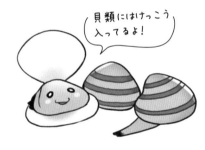

納豆

3.3mg（100g あたり）

アサリ（生）

3.8mg（100g あたり）

まとめ

- ✅ 鉄は全身に酸素を運ぶための大切な栄養素です
- ✅ ビタミンCやクエン酸などと一緒にとりましょう
- ✅ 鉄不足は貧血の原因となります

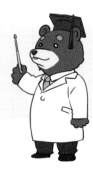

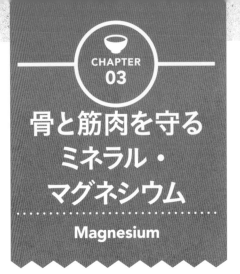

CHAPTER
03

骨と筋肉を守る ミネラル・ マグネシウム

Magnesium

骨の形成に欠かせない

マグネシウムは骨を形作り、高血圧を防ぐための重要な栄養素です。ナッツ類や海藻類に多く含まれていますが、体が吸収できるマグネシウムは3〜4割ほどで、半数以上が排出されてしまいます。マグネシウムは熱に強く、カルシウムと一緒にとることが効果的です。

マグネシウムが 不足すると…?

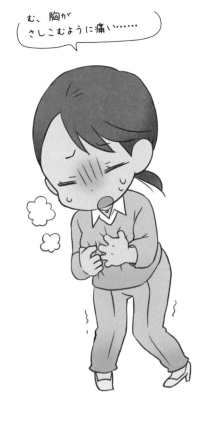

む、胸が
さしこむように痛い……

心筋梗塞の原因に

マグネシウムが不足してくると、症状としては**筋肉痛や体のだるさ、不整脈**などが現れます。さらに不足が続くと、心筋梗塞のリスクを高めるおそれがあるのです。また、不足するとほかに骨の中のマグネシウムが消費されると同時に、カルシウムも溶け出るため**骨が弱くなります。**
マグネシウムはとりすぎると汗や尿として排出されます。またアルコールを摂取するとマグネシウムが排出されやすくなるため、**アルコールのとりすぎはマグネシウム不足を引き起こすことがあります。**おつまみにピーナツや大豆食品を食べると安心です。

マグネシウムは何にどれくらい入ってるの？

※１日の目安：270mg

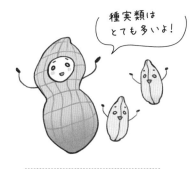

種実類は
とても多いよ！

バターピーナツ

190mg （100g あたり）

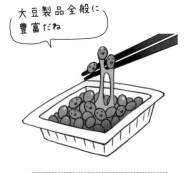

大豆製品全般に
豊富だね

納豆

100mg （100g あたり）

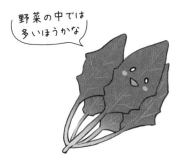

野菜の中では
多いほうかな

ホウレンソウ (生)

69mg （100g あたり）

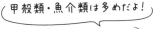

甲殻類・魚介類は多めだよ！

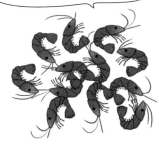

干しエビ

520mg （100g あたり）

まとめ

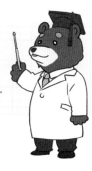

✓ マグネシウムは骨を作り、高血圧を防ぐ栄養素

✓ カルシウムと一緒に食べると効果的です

✓ マグネシウム不足は心筋梗塞のリスクを高めます

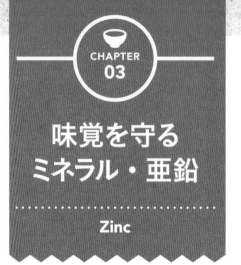

味覚を守る
ミネラル・亜鉛

Zinc

貝類に多く含まれる

亜鉛は熱に強く、加熱調理しても問題ありませんが、吸収率は低いのでクエン酸やビタミンC（→p74）などの亜鉛の吸収を助ける栄養素と一緒にとることが大切です。亜鉛を多く含む食品としてカキが知られており、ほかにも魚や肉などの動物性食品に多く含まれています。

亜鉛が
不足すると…?

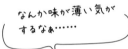

なんか味が薄い気がするなぁ……

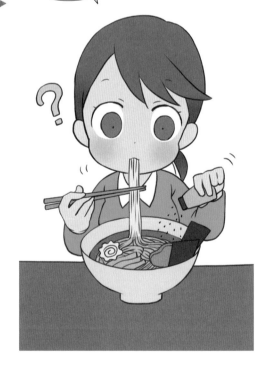

味覚がマヒしてしまう

亜鉛は栄養素の中でも欠乏症が起こりやすいとされています。不足してくると**味覚が鈍くなり、味がしなくなる、異常な味を感じる**などの障害が生じて食欲が下がり、さらに欠乏症が進むことになります。コラーゲン生成にも欠かせないため、**肌荒れの原因にもなります**。

亜鉛が含まれているのは、カキをはじめとする魚介や肉なので、ダイエット中に欠乏症を起こしやすくなります。また**カップラーメンやレトルト食品の添加物は亜鉛の吸収を邪魔します**。これらのことから、亜鉛は現代人が不足しがちな栄養素としてよく挙げられます。

亜鉛は何にどれくらい入ってるの?

※1日の目安：8mg

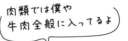

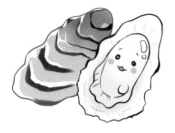

僕がダントツの含有量！

カキ(生)

13.2mg（100gあたり）

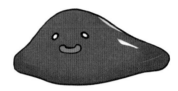

肉類では僕や牛肉全般に入ってるよ

レバー（豚・生）

6.9mg（100gあたり）

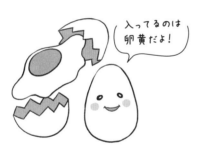

入ってるのは卵黄だよ！

卵(生)

1.3mg（100gあたり）

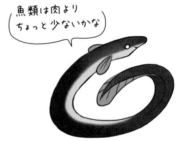

魚類は肉よりちょっと少ないかな

ウナギ(かば焼)

2.7mg（100gあたり）

まとめ

- ☑ 亜鉛は加熱しても減ることなく摂取できます
- ☑ 貝や魚、肉など動物性食品に多く含まれています
- ☑ 亜鉛不足は味覚障害、肌荒れを引き起こします

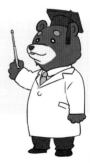

貧血予防に欠かせないミネラル・銅

Copper

鉄を助ける栄養素

銅は体内のはたらきを助ける多くの酵素の材料になり、骨や血管壁を強くし、老化の原因となる活性酸素を分解するはたらきがあります。そして、銅含有酵素のひとつが、鉄によるヘモグロビン形成に必要な因子になるため、鉄が十分にあっても銅が不足すると鉄欠乏性貧血と同じような貧血になってしまいます。

銅が不足すると…?

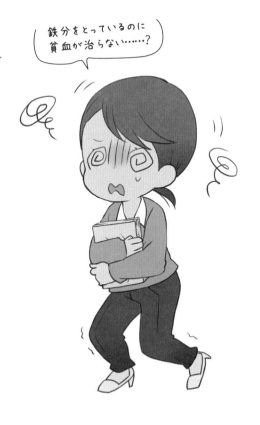

鉄分をとっているのに貧血が治らない……?

鉄があっても貧血症状に

銅はさまざまな食材に含まれているため、通常の食生活をしている限り、心配はないでしょう。ただし、偏った食生活によって銅が不足すると、**酸素を運ぶヘモグロビンが不足し、貧血症状が起こります**。鉄が十分にあっても、銅の不足によりヘモグロビンが生成できないため貧血になってしまうのです。また、亜鉛を過剰に摂取すると銅の吸収が抑制され，銅欠乏になります。ほかにも、免疫力の低下、骨の異常、成長障害などを起こす場合があります。
銅を多く含む食品はカキやタコ、イカ、カニなどの魚介類が多いのが特徴です。また、レバーやココアなどにも多く含まれています。

銅は何にどれくらい入っているの？
※1日の目安：0.8mg

銅と鉄分のバランスがいいよ！

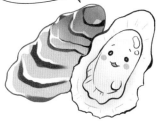

カキ（生）
0.89mg（100g あたり）

肉類だと僕がダントツ！

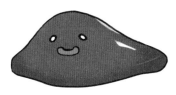

レバー（豚・生）
0.99mg（100g あたり）

魚介類だと僕とイカにも多く含まれているよ！

マダコ（ゆで）
0.43mg（100g あたり）

1日1杯くらいでOK！

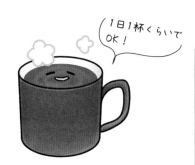

ココア
3.80mg（100g あたり）

まとめ

- 銅は鉄をサポートし、貧血予防に重要な栄養素です
- 通常の食事をしていれば、欠乏することはありません
- 魚介類やレバーなどに多く含まれています

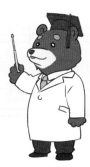

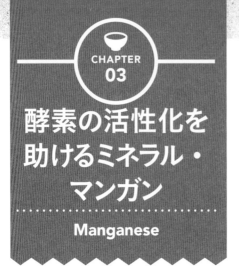

CHAPTER
03

酵素の活性化を助けるミネラル・マンガン

Manganese

糖質などの代謝に関わる

マンガンは、肝臓やすい臓、毛髪、血液中に多く含まれ、消化や吸収、代謝に必要な酵素を活性化させるミネラルです。糖質や脂質、タンパク質などの消化吸収をサポートしたり、骨を強くしたり、血液を生成したり、体内の機能維持に幅広く関わっています。

マンガンが不足すると…?

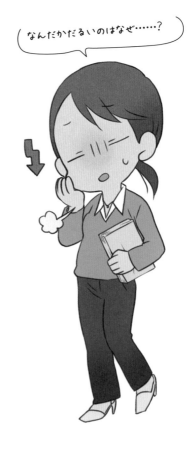

なんだかだるいのはなぜ……?

糖尿病になる可能性も

マンガンは、糖質や脂質、骨の形成の代謝をよくする酵素や、抗酸化作用がある酵素など、**酵素の構成成分として大きなはたらきがあります**。通常の食生活をしている限り、欠乏する心配はありませんが、不足すると骨の発育不全や血糖値の上昇、糖尿病や肥満などの症状を起こすと考えられています。

マンガンは地表や岩石などの土壌に多く存在しているため、**土の中の栄養を吸収する植物性の食品に多く含まれています**。野菜や果物、穀物、豆類、ナッツ、茶葉など、さまざまな食材に含まれています。

マンガンは何にどれくらい入ってるの？

※1日の目安：3.5mg

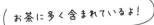
お茶に多く含まれているよ！

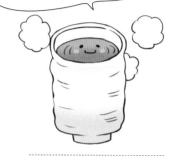

煎茶
0.31mg（100gあたり）

根本の部分にあるから
あまり切らないで！

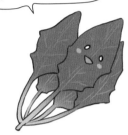

ホウレンソウ（生）
0.32mg（100gあたり）

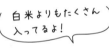
白米よりもたくさん
入ってるよ！

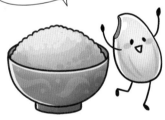

玄米
2.06mg（100gあたり）

果物の中でも特に多いよ！

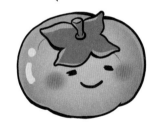

柿
0.60mg（100gあたり）

まとめ

- ☑ 骨、糖質、脂質の代謝を活性化させます
- ☑ 野菜や穀類など植物性の食品に多く含まれています
- ☑ 通常の食事で不足することはありません

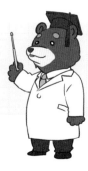

CHAPTER
03

腸内環境を
守る・食物繊維

Dietary fiber

便の通りをよくする

食物繊維とは人が消化しにくい成分のことで、水溶性と不溶性があり、それぞれ1対2の割合で摂取することが推奨されています。食物繊維は、排便を促す、血糖値の上昇を抑える、脂質を排出する、腸管の機能を改善するなどの多くのよい効果があります。

食物繊維が
不足すると…?

大腸がんになることも

食物繊維には有害物質を便と一緒に体の外に排出するはたらきがあるため、不足した状態が続くことによって**大腸がんのリスクが高く**なります。また食物繊維を食事の時にとらないと、血糖値が急激に上昇し、それに合わせてインスリンが体内に分泌されるので**すい臓（→p38）に負担**がかかってしまいます。食べ物が胃の中にとどまる時間も減るので、**腹持ちも悪くな**ります。
ちなみに食品に表示されている成分表でよく見る「炭水化物」とは、この食物繊維と糖質（→p44）を合わせたものです。主に水溶性食物繊維は血糖値の上昇を抑え、不溶性食物繊維は便通をよくします。

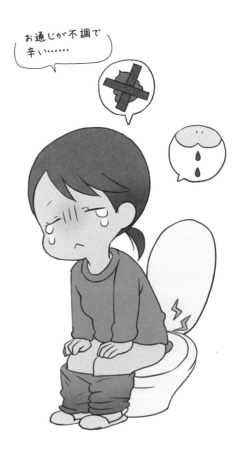

食物繊維は何にどれくらい入ってるの?

※1日の目安：18g 以上

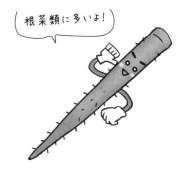

根菜類に多いよ！

ゴボウ（ゆで）

3.4g（100g あたり・不溶性）

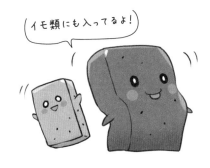

イモ類にも入ってるよ！

コンニャク

2.1g（100g あたり・不溶性）

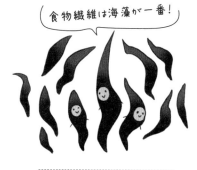

食物繊維は海藻が一番！

乾ヒジキ

51.8g（100g あたり）

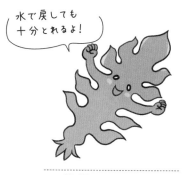

水で戻しても十分とれるよ！

乾燥ワカメ（水戻し）

5.8g（100g あたり）

※海藻類のデータは水溶性・不溶性の合計

まとめ

- ☑ 水溶性の食物繊維は血糖値の上昇を抑えます
- ☑ 不溶性の食物繊維は便の通りを改善します
- ☑ 食物繊維不足は便秘や大腸がんのリスクを高めます

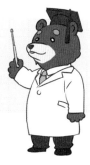

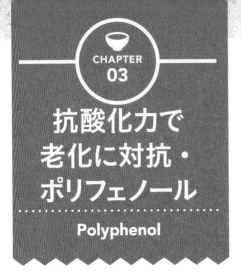

CHAPTER 03

抗酸化力で老化に対抗・ポリフェノール

Polyphenol

植物に含まれる色素

ポリフェノールは植物の皮に多く含まれ、赤や黄、緑などの色をつける色素のことをいいます。多くの種類がありますが、強力な抗酸化作用があるため、がん予防や老化防止に期待されています。吸収が悪く、体内で変化してしまうため、継続して摂取する必要があります。

ポリフェノールが不足すると…?

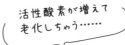

活性酸素が増えて老化しちゃう……

細胞の老化が進む

ポリフェノールはビタミンC（→p74）などよりも強い抗酸化作用があり、**活性酸素という体をサビつかせる物質の増加を抑制します。**活性酸素が増えることで体内の細胞の老化が進み、さまざまな病気にかかりやすくなります。また、アレルギー症状が出やすくなり、花粉症の症状がひどくなることもあります。
ポリフェノールはさまざまな野菜に含まれているため、いろいろな種類の野菜をバランスよくとるようにしましょう。厚生労働省が推進する健康作り運動「健康日本21」では、一日350g以上の野菜をとることが望ましいとされています。

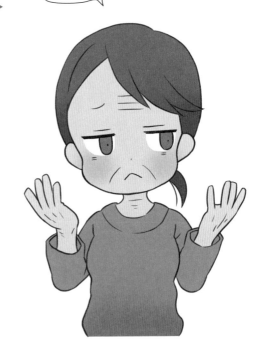

そもそもポリフェノールって何なの?

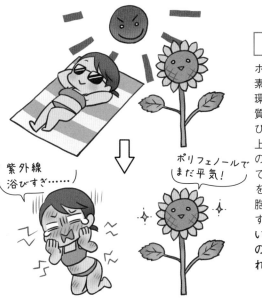

紫外線
浴びすぎ……

ポリフェノールで
まだ平気!

栄養素の名前ではない

ポリフェノールという名前の栄養素があるわけではなく、ベンゼン環と呼ばれる特定の構造を持つ物質をまとめてポリフェノールと呼びます。その種類は5000種類以上あるといわれ、共通してすべての物質が優れた抗酸化作用を持っています。植物はポリフェノールを含むため、紫外線などによる細胞の酸化に強いといわれています。おおまかには、**色素でできているフラボノイド系**と、**色素以外のフェノール酸系の二つに分類**されます。

色によって違う?

ポリフェノールはほぼすべての植物に含まれていて、植物の色素や苦味・渋味の成分になります。植物によって含まれるポリフェノールの種類や効能は異なります。例えばナスやブドウの紫色はアントシアニンというポリフェノールが主成分です。ほかにタマネギの辛味はケルセチンが、緑茶の渋味はカテキンというポリフェノールが含まれます。

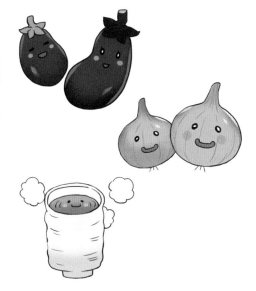

ポリフェノールの代表例

アントシアニン

アントシアニンとは、紫色をした野菜や果物に含まれるポリフェノールをさします。その効能は目の健康に関するものがもっとも知られており、**目の疲れを和らげて視力をアップさせる効果があります**。具体的には、目が疲れたりかすんだりする原因のひとつとして、網膜内のタンパク質の一種・ロドプシンの再合成の遅れがあり、アントシアニンはこのロドプシンの再合成を促進するはたらきがあるので、疲れ目の回復に有効なのです。また、**内臓脂肪の蓄積を抑える効果**も認められています。

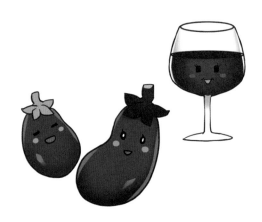

アントシアニンを含む主な飲食物
ナス、赤ワインなど

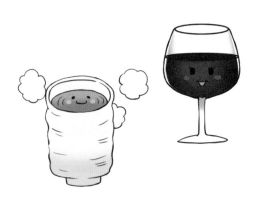

カテキンを含む主な飲食物
緑茶、赤ワインなど

カテキン

カテキンとは、お茶に含まれる苦味や渋味成分のポリフェノールの一種です。強力な抗酸化作用や殺菌作用を持っていることで知られており、その抗酸化力はビタミンEの約50倍といわれています。**口臭を防ぎ、虫歯の予防にも効果があります。**
カテキンは水に溶ける成分なので、日本茶を飲むことで摂取することができます。ただ茶殻にもカテキンが残っているので、茶葉を粉末にするなどしてまるごと飲むとさらに無駄なく摂取することができます。

カカオマスポリフェノール

カカオマスポリフェノールとは、チョコレートやココアに含まれる苦味成分です。**血液の流れをよくして脂肪燃焼を促すため、ダイエットにも期待されています。アレルギーの抑制や、ストレスを弱める効果もあります。**

ちなみに「カカオ70％」などカカオの割合を表示する商品がありますが、この数値はカカオマスとカカオバター（カカオ豆の脂肪分）の合算が基準であることが多いようです。カカオマスポリフェノールが含まれるのはカカオマスのみです。

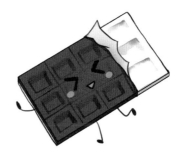

カカオマスポリフェノールを含む主な飲食物
- -
チョコレート、ココアなど

ケルセチン

ケルセチンは、タマネギやブロッコリーなどの野菜に含まれ、タマネギの中でも赤タマネギにもっとも多く含まれる黄色い色素です。**ケルセチンの抗酸化作用は、血管を活性酸素によるダメージから守り、血流を改善します。**

なおケルセチンは水に溶けやすい物質ですので、スープなど汁ごと飲める調理法が摂取に効率的です。またタマネギの外皮に特に多く含まれており、外皮を煎じて飲む方法も考えられていますが、その際は汚れや残留農薬を飲まないようよく水洗いしましょう。

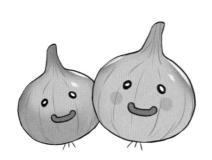

ケルセチンを含む主な食べ物
- -
タマネギ、ブロッコリーなど

まとめ

- ☑ **強力な抗酸化作用で体のサビを防ぎます**
- ☑ **5,000種類以上あり、植物によって効果はいろいろ**
- ☑ **体内で変性するので、継続して摂取することが重要**

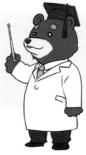

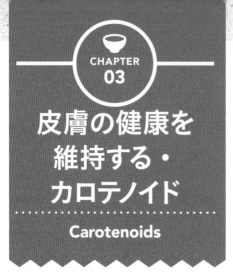

CHAPTER 03
皮膚の健康を維持する・カロテノイド
Carotenoids

緑黄色野菜に含まれる

カロテノイドはポリフェノールと同じく、強い抗酸化作用を持ち、老化を予防する栄養素として注目されています。野菜や果物が持つ黄色や赤色などの色素成分で、緑黄色野菜に多く含まれる「β-カロテン」や、トマトに含まれる「リコピン」などさまざまな成分があります。

カロテノイドが不足すると…?

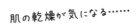

肌の乾燥が気になる……

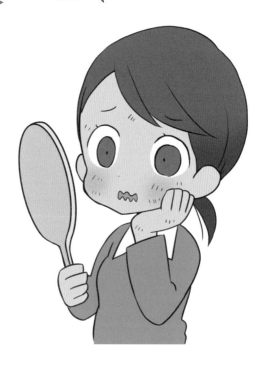

ビタミンAに変換される

カロテノイドは、老化の原因となる活性酸素を除去するはたらきがあります。さまざまな種類があり、中でも強い抗酸化作用を持つのがカロテン類です。代表的な栄養素として、**α-カロテンやβ-カロテンがあり、これらは体内でビタミンAに変換され、皮膚や粘膜を正常にするはたらきがあるのが特徴**です。また、リコピンもカロテンの一種で、β-カロテンの2倍以上の強い抗酸化作用を持つといわれています。カロテンは、ニンジンやカボチャ、ホウレンソウ、コマツナ、トマトなどの緑黄色野菜に多く含まれているため、普段からこうした野菜を摂取することをおすすめします。

カロテノイド（β-カロテン）は何にどれくらい入っているの？
※1日の目安：3〜6mg（正式には定められていません）

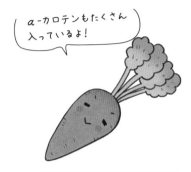

α-カロテンもたくさん
入っているよ！

ニンジン（生）

6.7mg（100gあたり）

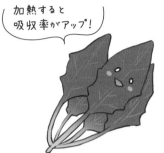

加熱すると
吸収率がアップ！

ホウレンソウ（生）

4.2mg（100gあたり）

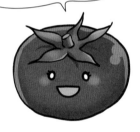

リコピンで抗酸化作用が
もっと高くなる！

トマト（生）

0.54mg（100gあたり）

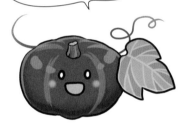

僕が黄色なのは
β-カロテンの色だから！

カボチャ（生）

3.9mg（100gあたり）

まとめ

☑ カロテノイドは強い抗酸化作用があります

☑ α・β-カロテンはビタミンAに変換されます

☑ 緑黄色野菜を食べてカロテン類を摂取しましょう

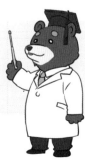

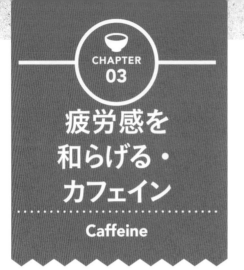

CHAPTER 03

疲労感を和らげる・カフェイン

Caffeine

眠気覚ましに効果的

カフェインは、コーヒー豆や茶葉などに含まれる苦み成分です。睡眠物質を阻害したり、交感神経を高めたりする作用があり、眠気覚ましや脂肪燃焼、利尿作用を強める効果があります。疲労感を和らげますが、飲みすぎると中毒になることがあるため適度な付き合い方が大切です。

カフェインをとりすぎると…?

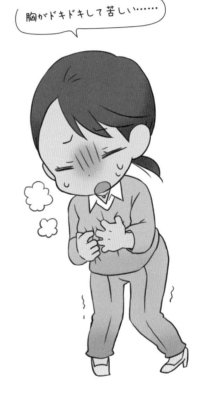

胸がドキドキして苦しい……

骨粗しょう症になる可能性も

カフェインは、眠気の防止や、疲労感を軽減、さらに思考力や集中力を高めるなど、さまざまな利点がありますが、とりすぎると中毒になるため、過剰な摂取は控えましょう。心拍数の増加や興奮、不安や震えなどが発症します。また、睡眠の質が低下したり、胃酸分泌が過剰になり胃への負担がかかったりします。さらに、**カルシウムを放出するはたらきもあり、骨粗しょう症の原因になることもあり**ます。一日のカフェインの摂取基準量である400mgを意識し、コーヒーであれば、一日3杯までを目安としましょう。

カフェインは何にどれくらい入ってるの？

※1日の目安：400mg

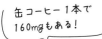
缶コーヒー1本で160mgもある！

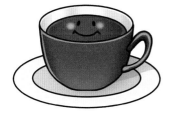

コーヒー
60mg（100g あたり）

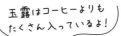
玉露はコーヒーよりもたくさん入っているよ！

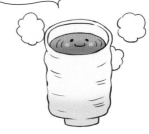

煎茶
20mg（100g あたり）

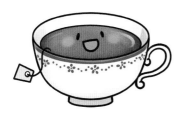
茶葉はコーヒー豆よりもカフェインが多いんだよ！

紅茶
30mg（100g あたり）

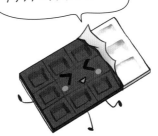
リラックス効果もあるよ！

チョコレート（ハイカカオ）
68 〜 120mg（100g あたり）

まとめ

- ☑ カフェインはコーヒーや茶葉の苦みの成分です
- ☑ カフェインはとりすぎると中毒になります
- ☑ コーヒーは一日3杯までを目安にしましょう

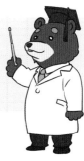

column 3

運動の疲れを
とる栄養は？

　スポーツや肉体労働で体を動かすと、そうでない時よりもおなかがすく気がします。これは単に運動でカロリーを多く消費しただけではなく、ほかにもさまざまな栄養素を使ったため、脳が栄養を補給しようと私たちの意識にはたらきかけているからです。疲れた時は糖質以外も摂取して、体を回復させたいものです。

　よく運動後にタンパク質をとりなさいといわれるのは、運動で傷ついた筋肉を修復するのにタンパク質が必要なためです。特に運動後 30 分以内だと筋肉の回復・増強に効果的です。

　また筋肉を動かしたり汗をかいたりしたら、各種ビタミンやミネラル（主なミネラルは本書のp76 〜 93で紹介しています）を補給することによって、すばやく疲労回復できます。

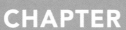

04

暮らし・
病気と栄養

おなかの中と食べるものについてはわかったけれど、それでもいろいろと世間でいわれているダイエットや、美容や、病気のことが気になる……そんなあなたに、最新のキーワードを中心に暮らし・病気と栄養についてわかりやすく解説します。

心筋梗塞など重い病気のリスクを上げる

メタボリックシンドロームと栄養はどんな関係がある?

生活習慣が原因

食べすぎや運動不足といった悪い生活習慣が続くと、高血圧や高血糖などの生活習慣病にかかりやすくなります。それらの発症には、内臓脂肪が大きく関わっていることがわかり、メタボリックシンドローム（メタボ）が注目されています。

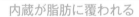

内蔵が脂肪に覆われる

メタボリックシンドロームとは、内臓に脂がたまっている状態に加えて、そのことにより高血圧や高血糖、脂質異常などが発生している状態のことをさします。エネルギーをとりすぎた食生活や運動不足が続いた生活を送っていると、エネルギーとして消費できなかった栄養素が、脂肪の合成を促進し、また内臓脂肪として、肝臓などにたまっていきます。内臓脂肪から種々の物質（アディポカイン）が分泌され、**血糖値や血圧の上昇**、さらには心筋梗塞や脳卒中につながる動脈硬化を招くことになります。

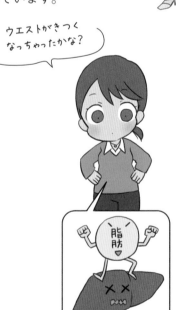

ウエストがきつくなっちゃったかな?

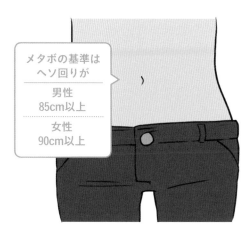

メタボの基準は
ヘソ回りが

男性
85cm以上

女性
90cm以上

メタボの目安は腹囲

メタボリックシンドロームかどうかの判断の目安は、ウエストのサイズです。軽く息を吐いて、力を抜いた時のおヘソ回りを測定します。**男性は85cm以上、女性は90cm以上になると内臓脂肪が多いと判断されます。**これに加えて、軽い糖尿病、高血圧、脂質異常が認められる疾患です。ウエストが気になる数値になってきたら、念のために病院で血液検査などを受けてみましょう。

メタボの治療方法

メタボの予防や治療には、食生活と運動不足の改善が必要になります。低カロリー高タンパクの食事メニューを基本として、**ウオーキングやジョギングなどの有酸素運動を行うことで、内臓脂肪を減らすことができます。**あまり最初から負担が大きい運動を行うと、精神的に辛くなったり、関節に負担がかかって痛めてしまう場合があるので、運動の強度は少しずつ上げていきましょう。

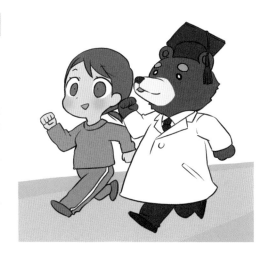

まとめ

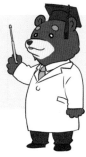

- ✓ 脂質や糖質のとりすぎはメタボの原因になります
- ✓ ウエストが 90cm 以上はメタボの危険性が！
- ✓ 治療には食生活や運動不足の改善が必要です

CHAPTER 04

大人は甲殻類や魚類でアレルギー症状を起こしやすい

大人のフードアレルギーと栄養は どんな関係がある？

大人になってから発症

日本人の2人に1人が何らかのアレルギーにかかっているといわれ、アレルギーを発症する人は年々増えています。中でも、今まで平気だった食品に対してアレルギー症状が出る、大人のフードアレルギーが注目されています。

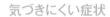
気づきにくい症状

アレルギーによっては、症状が出るまでに時間がかかるものがあり、そのことがアレルギーであることをわかりにくくしています。即時型アレルギーは、食べてすぐに皮ふや口の中のかゆみ、くしゃみや鼻水、呼吸困難、腹痛などが起こります。しかし、遅延型アレルギーになると、**食べてから数時間から数週間後に頭痛やめまい、体のだるさや、肌荒れなどの症状が出る**ため、原因になっている食品に気づきにくくなります。大人のアレルギーは、今まで大丈夫だった食品に対して、急にアレルギー症状が出るので、より一層、アレルギーであることに気づきにくいのです。

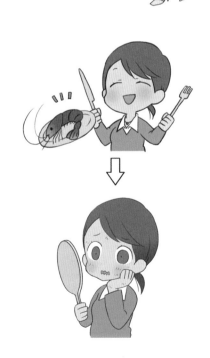

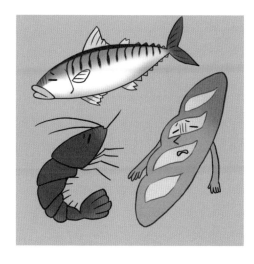

アレルギーの原因

子供のアレルゲンは卵や牛乳、小麦が多いのに対して、大人のアレルゲンは小麦や甲殻類、魚類が多く見られます。花粉症の人はフードアレルギーにも注意が必要で、果物のアレルギーを起こしやすいとされています。「アレルギーを発症したのではないか？」と疑いを持った時は、食事と体調を日記につけて怪しい食べ物を考えてみましょう。アレルギーは医療機関で血液検査を受けて食品ごとに調べることができます。気になる時は病院で相談してみましょう。

症状を抑える食品

良質な脂質が含まれる青魚や、アーモンドなどのナッツ類は、アレルギーの原因となる物質の生成を抑えるため、アレルギー症状を和らげてくれます。具体的には、アレルギーの影響で肌が過敏になっている時、炎症を起こすヒスタミンという成分が生成されやすくなっているのですが、青魚やナッツ類の脂質はこのヒスタミンの生成を抑えてくれるのです。逆に、肉やマヨネーズはアレルギーを起こしやすくします。

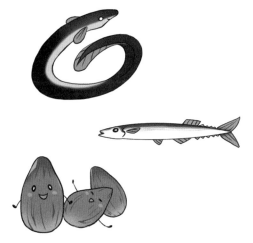

まとめ

✓ アレルギーの発症は時間がかかり、自覚しにくいです

✓ 大人のアレルギーは小麦や甲殻類、魚類が多いです

✓ 青魚やナッツの良質な脂質は症状を抑えます

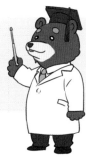

加齢だけでなく無理なダイエットもロコモの原因になる

ロコモティブシンドロームと栄養はどんな関係がある?

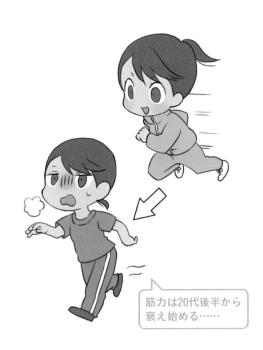

要介護になる可能性も

ロコモティブシンドローム(ロコモ)とは、足腰の筋肉や関節が衰え、要介護や寝たきりのリスクが高くなっている状態のことをいいます。主に加齢や運動不足による筋肉の減少、痩せすぎによる栄養不足が原因でロコモになります。

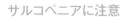

サルコペニアに注意

ロコモの中でも、年を重ねるごとに筋肉が衰えていくことをサルコペニアと呼びます。**通常、人間の筋力は20代後半から衰え始める**といわれ、80歳以上になると約半数もの人がサルコペニアという報告もあります。もちろん急激に衰えるのではなく、少しずつ体の疲れを感じやすくなります。例えば、若い頃はいくら走っても元気だったのに、今では数メートル走っただけですぐに息が上がるなど、昔よりも体力が低下したことを実感するようになります。最近では、昔と比べて運動する機会が減ったため、**若い世代の筋肉の衰えが問題になっています。**

筋力は20代後半から衰え始める……

若くても油断できない

ロコモの主な原因は加齢ですが、**運動量が全体的に減っている若い世代も注意が必要です**。特に食事制限だけでダイエットを行うと、筋肉量が減っていき、将来的にロコモになる可能性を大きくします。

ロコモの兆候としては、（1）片足で立ったまま靴や靴下をはくことができない、（2）階段を上るのに手すりが必要、（3）横断歩道で青信号を渡りきれない、などがあります。

ロコモの予防方法

ロコモの予防には、栄養改善と運動が大切です。タンパク質やビタミン、ミネラルなどの五大栄養素をバランスよく摂取して、**なるべく階段を使い、自転車や徒歩で通勤するなど、日々の適度な運動を心がけましょう**。

一日おおむね1万歩以上歩いていればロコモの心配はないとされていますが、「健康日本21（第二次）」の現状報告では、日本人の一日あたりの歩数は男性7,864歩、女性6,685歩にとどまっています。

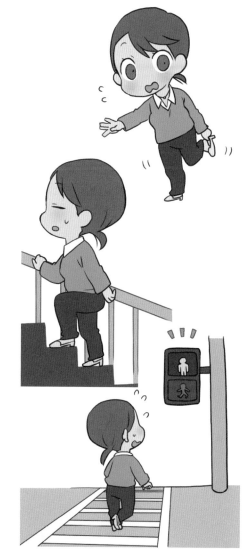

まとめ

- ☑ ロコモは足腰が衰えている状態です
- ☑ 加齢や運動不足、栄養不足が原因です
- ☑ 栄養改善や運動で筋肉を増やしましょう

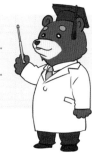

糖尿病と栄養はどんな関係がある?

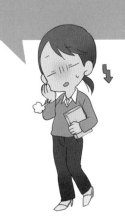

糖尿病は高血糖の状態

食べ物を食べたあと、血液中のグルコースの濃度は高くなり、インスリンというホルモンの作用でもとに戻ります。糖尿病は、インスリンの作用不足によって、高血糖状態が慢性的に続いている状態のことをさします。

糖尿病は血管病

糖尿病には、主に小児期に発症する1型糖尿病と、成人をすぎてから発症する2型糖尿病の2種類があります。日本の糖尿病患者の9割が2型であるといわれ、食べすぎや運動不足などの生活習慣の乱れが主な原因です。アルコールの過剰摂取や脂っこいものばかりの偏った食生活をしていると、すい臓(→p38)に負担がかかります。すい臓が徐々に弱り、糖尿病を発症します。糖尿病が続くと血管病になりやすくなります。この血管病をきっかけとして**心筋梗塞や脳卒中**を発症します。また、網膜症が起こり、**失明の大きな原因**となっています。ほかにも腎機能も低下し、**腎不全**となり、透析の治療が必要となります。

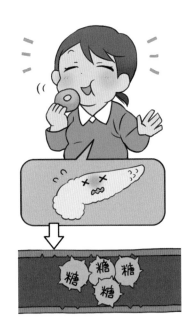

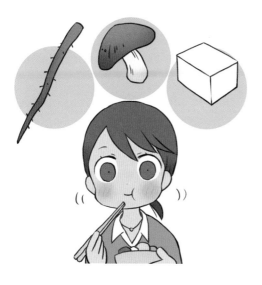

糖尿病の食事療法

食後の急な血糖値の上昇を防ぐには、はじめに食物繊維を多く含んだ食品を食べることが重要です。また、**ゆっくりとよくかんで食べる**ことで、インスリンの適切な分泌を促すホルモンが増えるといわれています。

逆に、一気に多くの食べ物を食べると、血糖値が急激に上がったり、インスリンが分泌されすぎたりして、血管やすい臓に負担がかかってしまいます。糖尿病の悪化につながってしまうので、**早食いは禁物です。**

糖尿病の運動療法

食後に散歩やジョギングなどの運動を行うことで、**血糖値の急激な上昇を防ぎ、動脈硬化の進行を抑える**ことができます。具体的には、運動によってグルコースを筋肉細胞へ運ぶ輸送体（GLUT4）が糖を血中からとりこむようになり、高血糖を抑制してすい臓の負担を軽くします。効果は長く続かないため、なるべく毎日体を動かすとよいでしょう。

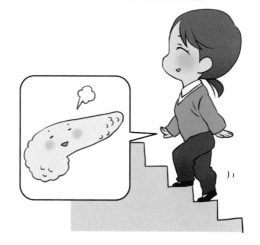

まとめ

☑ 糖尿病とはインスリン不足で高血糖状態なこと

☑ 高血糖状態が続くと血管病のリスクを高めます

☑ 食事療法と運動療法で糖尿病を予防します

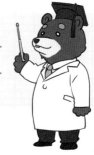

痛風の原因はビールだけでなくアルコール全般だった

痛風・プリン体と栄養は どんな関係がある?

尿酸が原因の関節炎

痛風とは、血液中の尿酸が増えて、溶けきれなくなった尿酸が関節に沈着して発症する関節炎のことです。足の親指のつけ根付近によく発症し、激しい痛みをともないます。

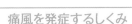

痛風を発症するしくみ

血液中の尿酸を増やす原因は、プリン体を多く含む食品やエネルギー、糖質、アルコールの過剰摂取にあります。プリン体は尿酸のもとになる物質で、アルコールは尿酸の生成を促し、尿酸が尿とともに排泄されるのを阻害します。これらをとりすぎることで、**血液中に増えた尿酸は結晶化して、関節にたまります**。すると、体の中の異物を処理する白血球が、結晶化した尿酸を取り除こうとやってきます。この結晶化した尿酸を取り除く過程で、白血球が出す炎症性の物質によって痛風が発症します。名前の通り、風が吹くだけで痛くなるほどの激痛をともないます。

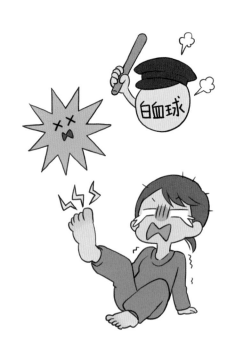

痛風の予防は食事から

プリン体はほとんどの食品に含まれているので、プリン体を全く食べない食事をしようとすると栄養が偏り、かえってバランスが崩れてしまいます。そのため、痛風を予防するには、プリン体を多く含んだ**肉や魚の内臓の食べすぎに注意**しましょう。また、**水分をたくさんとる**ことで尿の量を増やし、尿酸の排泄量を増やすことができます。アルコールについては特にビールはプリン体を多く含んでいることで有名ですが、**アルコールそのものも尿酸をためやすくする**ため注意が必要です。

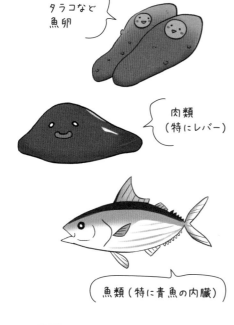

プリン体の多い食べ物の例

タラコなど魚卵

肉類（特にレバー）

魚類（特に青魚の内臓）

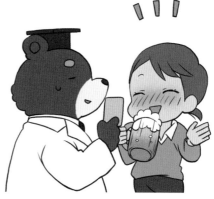

アルコールのとりすぎが尿酸値を高くする

まとめ

- ☑ **余分な尿酸が関節にたまり痛風を発症します**
- ☑ **主原因はプリン体やアルコールの過剰摂取です**
- ☑ **予防のために肉や魚の内臓、お酒を控えましょう**

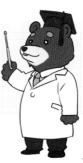

CHAPTER
04

アルコールはあらゆるガンの発症を高める

ガンと栄養はどんな関係がある？

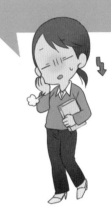

食生活でガンのリスクを減らせる

日本人の死因の第1位であるガンは、2人のうち1人がなるといわれている恐ろしい病気です。完全に防ぐことは難しいですが、食生活や生活習慣を見直すことで、ガンになりにくい体を作ることができます。

ガンになるしくみ

ガンは体内の細胞が傷つけられることで発症する病気です。ガンになる流れとして、紫外線や喫煙、大気汚染、食事などさまざまな刺激によってDNAが傷つくと、正常細胞が変異細胞になります。通常であれば、体内の免疫機能が変異細胞を除去してくれますが、免疫機能が低下していると残ってしまう場合があります。これらがさらに刺激を受けることで、ガン細胞となっていくのです。**正常な細胞であれば必要な分だけ細胞分裂を行いますが、ガン細胞は無制限に分裂を繰り返していきます。**やがて広がっていき、最終的に死に至るのです。

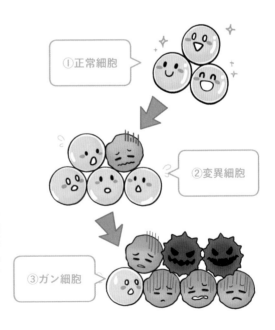

①正常細胞

②変異細胞

③ガン細胞

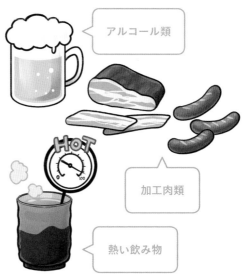

アルコール類

加工肉類

熱い飲み物

ガンのリスクを上げる食べ物

ガンの原因となる飲食物のひとつとしてアルコール飲料があります。**アルコールには発ガン性があり、頭頸部ガンや食道ガンなどあらゆるガンの発症リスクがあります。**塩分が多い食品は、胃ガンのリスクを高め、ソーセージやベーコンなどの加工肉は、動物性タンパク質による発ガン性物質が生成され、大腸ガンになるリスクが高まります。また、熱すぎる飲み物を飲み続けることで食道ガンになるケースもあります。どの食材も食べすぎることは控えましょう。

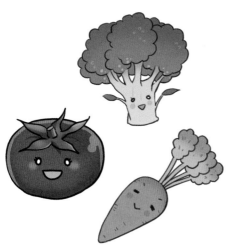

野菜を食べてガンを予防

ガンを予防する代表的な食べ物は、野菜や果物です。特に**野菜にはビタミンやカロテノイドなど抗酸化物質が多く含まれ**、ニンジンやカボチャなどの緑黄色野菜に含まれるβ-カロテンが、体内の活性酸素を除去していきます。

野菜を摂取することは、ガンを予防するだけでなく、健康全体にもいい影響を与えるため、一日350gを目標に、日々摂取していきましょう。

まとめ

✓ **ガンは細胞が傷つくことで発症します**

✓ **アルコールの過剰な摂取は控えましょう**

✓ **野菜をたくさん食べることで予防できます**

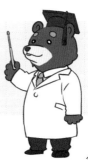

運動不足や喫煙、塩分のとりすぎが高血圧を進めさせる

高血圧と栄養はどんな関係がある?

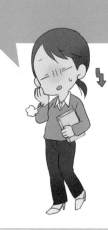

血管をボロボロにする

高血圧になると血管に負荷がかかり、動脈硬化の
リスクを上げます。原因は塩分のとりすぎや運動
不足、喫煙などの生活習慣の乱れにあり、太りす
ぎを解消すると、高血圧もよくなることが多く見
受けられます。

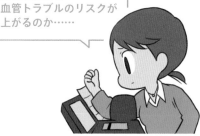

上は140、下は90以上の
高血圧症だと
血管トラブルのリスクが
上がるのか……

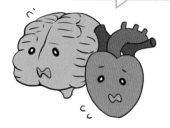

血圧を上げすぎないでね!

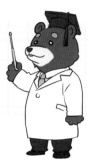

まとめ

- ☑ 高血圧は血管に負担をかけて動脈硬化を進めます
- ☑ 塩分の過剰摂取や運動不足が高血圧の原因です
- ☑ 予防法は生活習慣の改善と肥満の解消です

肝臓はさまざまなはたらきをするので負担がかかりやすい

肝硬変と栄養は
どんな関係がある?

肝臓の機能が低下

肝臓は、栄養の代謝・貯蔵や有害物質の解毒など
のさまざまなはたらきをしています。以前は肝炎
ウイルスによる肝硬変が多かったのですが、最近
では脂肪肝やアルコールの過剰摂取などによる肝
硬変が増えてきています。

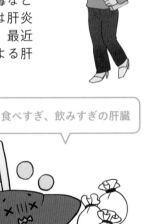

普通の肝臓

食べすぎ、飲みすぎの肝臓

まとめ

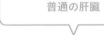

☑ 肝臓は栄養の代謝を行い、有害物質を解毒します

☑ 肝臓が障害を受けると肝硬変になりやすいです

☑ 対策は食べすぎや脂質・お酒を抑えることです

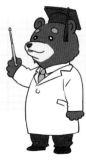

腎臓の機能が下がると老廃物がたまっていく

腎臓病と栄養はどんな関係がある？

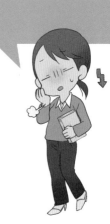

腎臓は血液をそうじする

腎臓は、血液をろ過して老廃物を尿として排出します。高血圧や高血糖、脂質異常によって腎機能は下がります。喫煙、過度な飲酒、運動不足なども腎臓への負担を増やします。重い腎障害はリン・タンパク質の摂取制限が必要となります。

腎臓は体内のそうじ屋だよ！

飲みすぎは腎臓にもダメージ

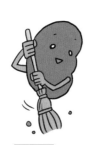
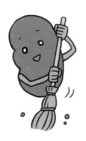
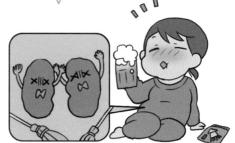

まとめ

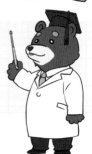

- ☑ 腎臓は血中の老廃物をろ過して尿として排出します
- ☑ 高血圧や高血糖、脂質異常で腎機能が下がります
- ☑ 喫煙、過度な飲酒、運動不足も腎臓の負担です

血液中の脂質が増えると動脈硬化になりやすい

脂質異常と栄養は どんな関係がある?

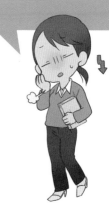

脂質異常の判断基準

脂質異常とは、血液中のLDLコレステロールと中性脂肪が基準値を超えるか、HDLコレステロールが少ない状態をさし、動脈硬化の危険があります。ただし脂質でも魚油は動脈硬化を抑制します。

| 脂質異常の原因1 脂肪のとりすぎ | 脂質異常の原因2 喫煙＆飲酒 | 脂質異常の原因3 運動不足 |

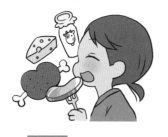
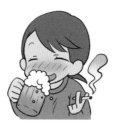
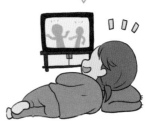

まとめ

☑ 脂質異常は血液中の脂質が高い状態です

☑ 脂質異常状態だと動脈硬化になりやすいです

☑ 脂肪のほか、喫煙、飲酒、運動不足が原因です

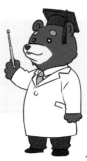

疲れを癒やす糖分は、とりすぎると老化の原因になる

糖化と栄養はどんな関係がある?

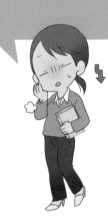

糖化は体を老化させる

糖化は、糖分が体内のタンパク質や脂質と結びつき、老化を進めさせる物質を増やします。糖化を防ぐには、急に血糖値を上げないこと。食物繊維（→p94）などの血糖値上昇を抑える栄養をとるとよいでしょう。

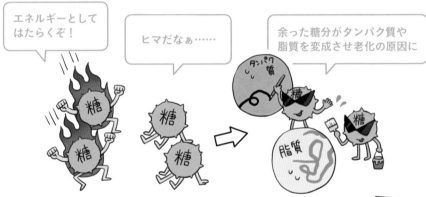

エネルギーとしてはたらくぞ！

ヒマだなぁ……

余った糖分がタンパク質や脂質を変成させ老化の原因に

糖

糖

タンパク質

糖

脂質

糖

まとめ

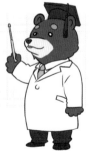

✓ 余った糖分はタンパク質や脂質と結びつきます

✓ 過剰な糖分摂取は体の老化につながります

✓ 糖化防止には血糖値の急上昇を抑えることです

活性酸素を生み出す食べ物が原因のひとつに！

肌の老化と栄養は
どんな関係がある？

抗酸化作用のある成分をとる

肌の老化の原因のひとつとして、活性酸素があります。通常の酸素より酸化力の高い酸素で、紫外線や喫煙、ストレスなどの刺激によって増えていきます。そのため、ビタミンなどの抗酸化作用の高いものを摂取することが大切です。

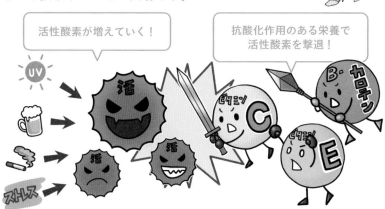

活性酸素が増えていく！

抗酸化作用のある栄養で
活性酸素を撃退！

まとめ

☑ 酸化力の高い活性酸素が老化の原因のひとつです

☑ 喫煙やストレスによって活性酸素が増加します

☑ 抗酸化作用の高い食べ物を食べましょう

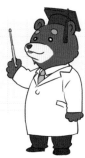

お酒の強さは人それぞれですが、適正量には基準がある

お酒はどれくらい飲んでもいい?

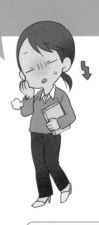

純アルコール量で判断

一日のアルコール適正量は、純アルコール量で20g（目安は下記イラスト参照）とされています。これは、飲酒ゼロの人と死亡率が同じになる値で、お酒に弱い人はもっと少ない量が適正量になります。ふらつかないうちに飲酒をやめるのが基本です。

| ビール中瓶
（500ml） | 日本酒一合
（180ml） | ワイン 1/4本
（200ml） | ウイスキー
ダブル 1 杯
（60ml） |

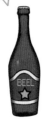
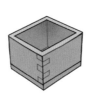
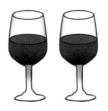
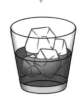

まとめ

✓ 一日の適正量は純アルコール量で **20g** です

✓ 死亡率が飲酒ゼロの人と同じになる量が適正量

✓ 足腰がふらつくまで飲まないことが基本です

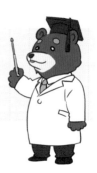

善悪分かれるコレステロールはどちらも体に大切

悪玉コレステロールも
とってもいい？

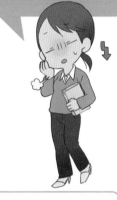

悪玉の持つ重要な役割

コレステロールには、HDL（善玉コレステロール）とLDL（悪玉コレステロール）の2種類があります。LDLは肝臓から各臓器や血管にコレステロールを運ぶ作用を、またHDLは血管などのコレステロールを抜き出して肝臓へ戻す作用があります。

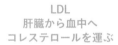

HDL
血中から肝臓へ
コレステロールを運ぶ

肝臓

LDL
肝臓から血中へ
コレステロールを運ぶ

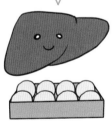

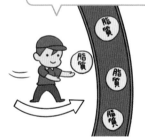

まとめ

☑ コレステロールには **HDL** と **LDL** の2種類が

☑ LDL（悪玉）は、体内にコレステロールを運ぶ役目をします

☑ HDL（善玉）は、血管のコレステロールを抜きます

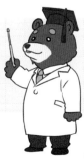

トランス脂肪酸は摂取しすぎると問題がある

トランス脂肪酸はとってもいい?

摂取量によって決まる

トランス脂肪酸とは脂質の一種です。マーガリンやお菓子に多く含まれています。トランス脂肪酸の摂取量が多いと血液中のLDLを増やすことがわかっており、悪い油のイメージがあります。加工食品などでのとりすぎに注意しましょう。

天然油を固形に加工すると
トランス脂肪酸が生じる

マーガリンなどを使用した
加工食品にも
トランス脂肪酸が含まれる

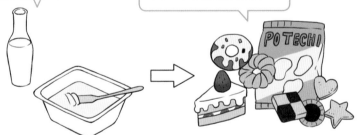

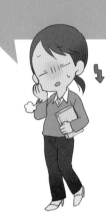

まとめ

- ☑ 摂取しすぎると、悪玉コレステロールを増やす
- ☑ マーガリンや油を使ったスナック菓子に含まれる
- ☑ 上記の食品の食べすぎに注意しましょう

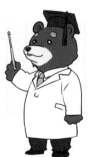

腸内環境は悪玉菌も含めてすべての菌のバランスが重要

腸内フローラって何のこと?

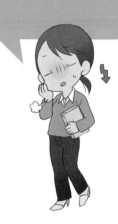

発酵食品と食物繊維がカギ

腸内フローラとは、大腸（→p40）内にさまざまな細菌が住んでいる状態のことで、善玉菌、悪玉菌、日和見菌の3タイプに分かれます。菌がバランスよくいることで、腸内が整います。このバランスは食物繊維（→p94）で整えられます。

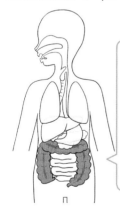

腸内フローラの
メンバー

 善玉菌

 悪玉菌

 日和見菌

善玉菌を元気にする食べ物

ヨーグルト
など発酵食品

食物繊維を
含む食べ物

まとめ

✓ 腸内の細菌の様子を腸内フローラと呼びます

✓ 善玉菌、悪玉菌、日和見菌のバランスが大切です

✓ 善玉菌を活性化させる食物繊維で腸内が整います

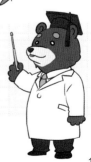

ダイエットでも知られるケトン体は、糖の代わりになる

ケトン体って何のこと?

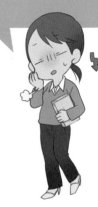

脂質から生成される

人体はブドウ糖が不足すると、脂質を燃焼させて
ケトン体を出します。飢餓の時代にはこのケトン
体は脳のエネルギーとして使われました。糖質制
限でもケトン体は出ますが、過剰なケトン体は意
識消失を招き危険です。

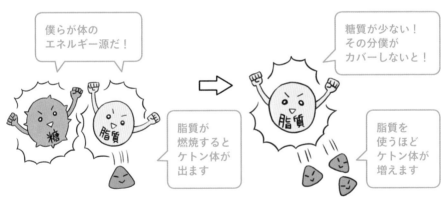

僕らが体の
エネルギー源だ!

糖質が少ない!
その分僕が
カバーしないと!

脂質が
燃焼すると
ケトン体が
出ます

脂質を
使うほど
ケトン体が
増えます

まとめ

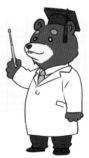

- ✅ ケトン体が体によいか悪いかは現在議論の的です
- ✅ 脂質を燃焼することでケトン体が生成されます
- ✅ ブドウ糖の代わりにエネルギー源として使えます

栄養の吸収率がいい組み合わせがある

相性のいい栄養素は？

鉄分はビタミンCと相性抜群

食べる時に栄養素の相性を意識することで、栄養の吸収率をより高めることができます。例えば、鉄分はビタミンCや動物性タンパク質と同時に摂取することで、吸収率がアップします。相性のいい食べ合わせを意識するといいでしょう。

鉄分+ビタミンC・
動物性タンパク質

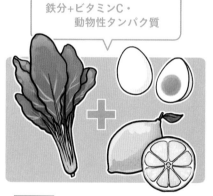

ビタミンA+植物性油脂

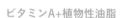
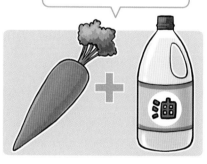

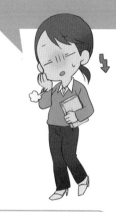

まとめ

☑ 食べ合わせで栄養素の吸収率が高まります

☑ 鉄分はビタミンCと動物性タンパク質が◎です

☑ 栄養の相性がいいレシピを調べてみましょう

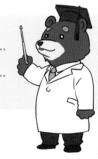

ただトレーニングをするだけでは上手に筋肉は増えない

筋肉をつけるには
どう栄養をとればいい?

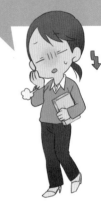

栄養と睡眠が重要

筋肉量が多いと、ロコモ（→p11、110）の予防に
なります。筋肉には栄養だけでなく運動も必要で
す。運動後30分以内にタンパク質をとり、ちゃん
と睡眠をとることで、成長ホルモンが分泌されて
筋肉が再生し、筋肉量を増やせます。

筋肉をつける
ポイント1

運動後30分以内に
タンパク質をとる

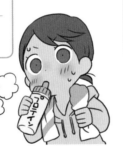

筋肉をつける
ポイント2

よく眠る

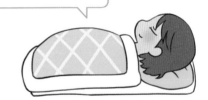

まとめ

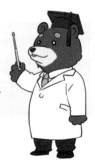

☑ 筋肉増加はロコモの予防になります

☑ 運動後30分以内にタンパク質をとりましょう

☑ 睡眠時間をしっかりと確保すると筋肉が育ちます

更年期に起こる症状は栄養で和らげることができる

更年期障害はどうして起こる？

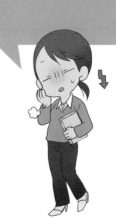

更年期障害の原因

更年期障害は、閉経にともなってホルモンバランスが崩れ、体がついていけずに起こる不調のことです。ビタミンB₁、ビタミンD、イソフラボンを摂取することで、不調を和らげることができます。

更年期障害を和らげる主な栄養

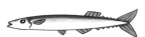

| ビタミンB₁ （→p58） | ビタミンD （→p52） | イソフラボン（大豆製品など） |

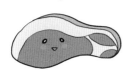

まとめ

✅ 閉経にともなってホルモンバランスが崩れます

✅ 更年期の変化に体がついていけず不調を生じます

✅ ビタミンやイソフラボンの摂取で症状が和らぎます

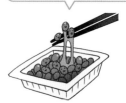

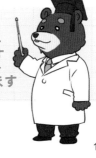

生野菜・温野菜どちらもバランスよく食べるのが◎

野菜は生のまま食べたほうがいい？

生野菜は消化吸収に時間がかかる

生野菜は温野菜に比べ、栄養をそのままとり入れることができますが、消化吸収が悪いため、体質によってはおなかを壊してしまう場合があります。温野菜は消化吸収がよく、たくさん食べられるため、バランスよくとることが理想です。

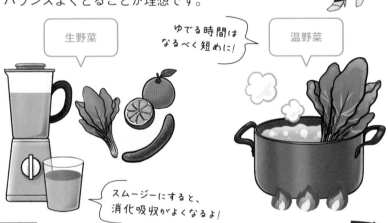

生野菜

ゆでる時間は
なるべく短めに！

温野菜

スムージーにすると、
消化吸収がよくなるよ！

まとめ

✓ 栄養価は温野菜よりも生野菜のほうが高いです

✓ 生野菜は消化吸収に時間がかかります

✓ 生野菜・温野菜はバランスよく食べましょう

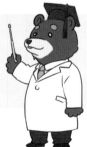

中性脂肪やコレステロールを減らす油がある

体にいい油とは？

n-3 系の油が欠乏しがち

油の中でも、不飽和脂肪酸のオメガ3系（n-3）、オメガ6系（n-6）は、バランスよくとることで中性脂肪やコレステロールを減少させるはたらきがあります。オメガ3系は欠乏しやすいため、積極的にとるようにしましょう。

オメガ3系(n-3)

オメガ6系(n-6)

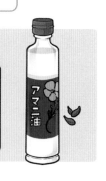

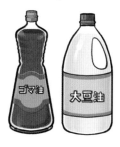

まとめ

☑ 不飽和脂肪酸の油は中性脂肪を減らします

☑ オメガ3系の油を積極的にとりましょう

☑ ごま油などのオメガ6系のとりすぎに注意！

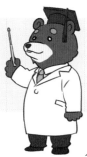

CHAPTER
04

免疫を高める栄養素で症状を抑える

花粉症は栄養素で防げる？

免疫機能を整える栄養をとる

花粉症は、免疫機能を整える栄養素をとることで、症状を抑えることができます。免疫機能を正常にするビタミンB6や腸内環境を整える食物繊維や乳酸菌、抗酸化作用の高いビタミンA・C・Eを積極的にとるようにしましょう。

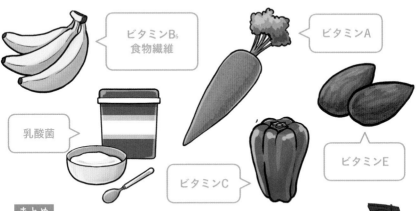

ビタミンB6
食物繊維

ビタミンA

乳酸菌

ビタミンC

ビタミンE

まとめ

☑ 免疫機能を整える栄養素をとろう

☑ ビタミンB6は免疫を整える重要な栄養素です

☑ 乳酸菌、ビタミン群も免疫をサポートします

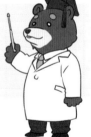

ビタミン B 群が粘膜を正常にする

口内炎になったら何を食べたらいい？

粘膜を正常にするビタミンをとる

口内炎は口の中の粘膜の炎症で、疲労やストレス、ビタミン不足などが原因といわれています。粘膜を正常な状態に保つビタミンB_2やビタミンB_6などのビタミンB群や、ビタミンCを積極的に摂取していきましょう。

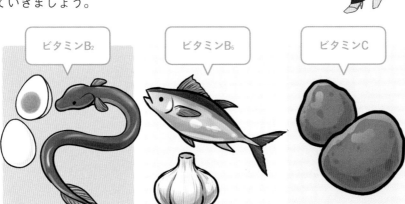

ビタミンB_2

ビタミンB_6

ビタミンC

まとめ

- ☑ 口内炎はビタミン不足が関わっています
- ☑ 粘膜にビタミン B 群が有効です
- ☑ ビタミン C も積極的に摂取していきましょう

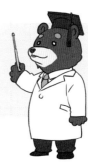

column 4

デスクワークの疲れをとる栄養は？

　デスクワークを長時間続けていると体にそれなりの負担がかかり、さまざまな不調が生じます。これらを和らげる栄養素はないのでしょうか？

　まず座りっぱなしで生じる腰痛は、骨を丈夫にするカルシウム（→p78)やビタミンD（→p52)と、筋肉や靱帯を作るタンパク質（→p46)をとるとよいでしょう。休息や睡眠をとってもかすみ目や充血が回復しない眼精疲労は、ビタミンA（→p50)の摂取でロドプシン（光を感知する受容器の一部)再生を促進します。肩こりはビタミンE（→p54)で血行をよくすることで緩和できます。また、ビタミンB群でエネルギー代謝を促進することも効果的です。

　ただし栄養だけでは不調から抜け出せません。こまめな休憩を心がけるようにしましょう。

水分は一日にどれ
くらいとればいい？

何もしていなくてもおなかが減るのと同様、何もしていなくても喉は渇きます。平均的な大人の場合、一日あたり尿で1,500ml、便で100mlの水分が排出されます。また皮ふの表面から蒸発したり、呼吸に混じって失われたりする水分が合わせて900mlあるといわれています。一日あたり合計2,500mlの水分が失われているわけです。

一方、人の体内では糖質、脂質、タンパク質をエネルギーに変える時に水分が一日300mlほど生成されます。そのため差し引き2,200ml程度の水分を食べ物・飲み物からとるのが望ましいといえます。

ちなみに、喉の渇きを感じた時点で、すでに体内は水分不足の状態になっています。体にとっては、喉の渇きを感じる前にこまめに水分をとるのが理想です。

年齢・性別による 必要な栄養量の違い

日本人の「食事摂取基準」とは?

国民の健康の維持・増進のため、各栄養素の摂取量の基準を厚生労働省が示したものです。摂取量の基準は年齢・性別によって異なっており、ここでは参考としてエネルギーと三大栄養素に関わる基準を紹介します。
※数値については『オールガイド食品成分表2023』(実教出版)より引用

● 栄養素の指標5種類

1.推定平均必要量	ある対象集団に属する50%の人が必要量を満たすと推定される摂取量。
2.推奨量	ある対象集団に属するほとんどの人(98%程度)が充足している摂取量。
3.目安量	特定の集団における、ある一定の栄養状態を維持するのに十分な摂取量。
4.耐容上限量	健康障害をもたらすリスクがないとみなされる習慣的な摂取量の上限量。
5.目標量	生活習慣病などの諸疾患のリスクが低くなる摂取量。現在の日本人の目標とすべき摂取量として設定された。

● 体重の基準、BMI(ボディマスインデックス)

BMIの計算式

$$BMI = \frac{体重(kg)}{身長(m) \times 身長(m)}$$

※BMIは、あくまで生活習慣病を予防するための体重の目安として扱われ、個人差が存在することに注意します。

目標とするBMIの範囲(18歳以上)

年齢(歳)	BMI(kg/㎡)
18～49	18.5～24.9
50～69	20.0～24.9
70以上	21.5～24.9

基礎代謝とは?

生存に必要な最小限のエネルギーです。成長期の子供や妊婦、授乳婦は追加でエネルギーが必要です。

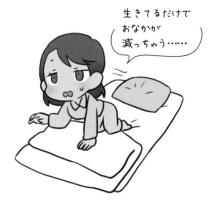

生きてるだけで
おなかが
減っちゃう……

基礎代謝量（kcal/ 日）		
性別	男性	女性
年齢（歳）	基礎代謝量	基礎代謝量
1～2	700	660
3～5	900	840
6～7	980	920
8～9	1,140	1,050
10～11	1,330	1,260
12～14	1,520	1,410
15～17	1,610	1,310
18～29	1,530	1,110
30～49	1,530	1,160
50～69	1,400	1,100
70以上	1,290	1,020

身体活動レベルとは?

健康な日本人で測定した基礎代謝と、実際のエネルギー消費量をもとに、どのくらいの運動をするとどのくらいのエネルギーが消費されるかを示しレベル分けした基準です。

身体活動レベル	低い（Ⅰ）	普通（Ⅱ）	高い（Ⅲ）
日常生活の内容	生活の大部分が座位で、静的な活動が中心の場合	座位中心の仕事だが、立位での作業、家事、軽いスポーツなどを行う場合	移動や立位の多い仕事への従事者、あるいはスポーツなどを行う場合
そうじ、歩行など中程度の活動の合計時間（時間/日）	1.65	2.06	2.53

● 推定エネルギー必要量とは?

一日の活動量によって、必要となるエネルギー量を推定した目安です。基礎代謝量をもとに計算します。

推定エネルギー必要量＝基礎代謝量×身体活動レベル※

※Ⅰが1.4〜1.6、Ⅱが1.6〜1.9、Ⅲが1.9〜2.2に相当

推定エネルギー必要量（単位：kcal/日）

性別	男性	男性	男性	女性	女性	女性
身体活動レベル	Ⅰ	Ⅱ	Ⅲ	Ⅰ	Ⅱ	Ⅲ
年齢（歳）	エネルギー量					
1〜2		950			900	
3〜5		1,300			1,250	
6〜7	1,350	1,550	1,750	1,250	1,450	1,650
8〜9	1,600	1,850	2,100	1,500	1,700	1,900
10〜11	1,950	2,250	2,500	1,850	2,100	2,350
12〜14	2,300	2,600	2,900	2,150	2,400	2,700
15〜17	2,500	2,800	3,150	2,050	2,300	2,550
18〜29	2,300	2,650	3,050	1,700	2,000	2,300
30〜49	2,300	2,700	3,050	1,750	2,050	2,350
50〜69	2,100	2,500	2,800	1,650	1,950	2,250
70以上	1,850	2,200	2,500	1,400	1,850	2,100

● 三大栄養素の食事摂取基準

炭水化物（糖質と食物繊維を合わせた呼称）、脂質、タンパク質は三大栄養素として特に重要です。ここでは食事摂取基準から三大栄養素の摂取すべき量の目安を年齢別に示します。

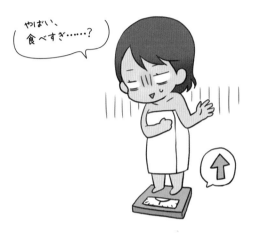

炭水化物の食事摂取基準
（単位：総エネルギーに占める%）

性別	男性	女性
年齢（歳）	目標量	目標量
1 ～ 2	50 ～ 65	50 ～ 65
3 ～ 5	50 ～ 65	50 ～ 65
6 ～ 7	50 ～ 65	50 ～ 65
8 ～ 9	50 ～ 65	50 ～ 65
10 ～ 11	50 ～ 65	50 ～ 65
12 ～ 14	50 ～ 65	50 ～ 65
15 ～ 17	50 ～ 65	50 ～ 65
18 ～ 29	50 ～ 65	50 ～ 65
30 ～ 49	50 ～ 65	50 ～ 65
50 ～ 69	50 ～ 65	50 ～ 65
70以上	50 ～ 65	50 ～ 65

脂質の食事摂取基準
（単位：総エネルギーに占める%）

性別	男性	女性
年齢（歳）	目標量	目標量
1 ～ 2	20 ～ 30	20 ～ 30
3 ～ 5	20 ～ 30	20 ～ 30
6 ～ 7	20 ～ 30	20 ～ 30
8 ～ 9	20 ～ 30	20 ～ 30
10 ～ 11	20 ～ 30	20 ～ 30
12 ～ 14	20 ～ 30	20 ～ 30
15 ～ 17	20 ～ 30	20 ～ 30
18 ～ 29	20 ～ 30	20 ～ 30
30 ～ 49	20 ～ 30	20 ～ 30
50 ～ 69	20 ～ 30	20 ～ 30
70以上	20 ～ 30	20 ～ 30

タンパク質の食事摂取基準
（単位：g/ 日）

性別	男性	女性
年齢（歳）	推奨量	推奨量
1 ～ 2	20	20
3 ～ 5	25	25
6 ～ 7	30	30
8 ～ 9	40	40
10 ～ 11	45	50
12 ～ 14	60	55
15 ～ 17	65	55
18 ～ 29	65	50
30 ～ 49	65	50
50 ～ 69	65	50
70以上	60	50

索引

● 主要参考文献

『図解入門メディカルサイエンスシリーズ　よくわかる栄養学の基本としくみ』
中屋豊著（秀和システム）

『オールガイド食品成分表2017』（実教出版）

『七訂食品成分表2016』
香川芳子監修（女子栄養大学出版部）

『健康管理する人が必ず知っておきたい栄養学の○と×』
古畑公、木村康一、岡村博貴、望月理恵子著（誠文堂新光社）

『運動・からだ図解 栄養学の基本』
渡邊昌監修（マイナビ出版）

『カラー図解 栄養学の基本がわかる事典』
川島由起子監修（西東社）

『決定版 栄養学の基本がまるごとわかる事典』
足立香代子監修（西東社）

『世界一やさしい！ 栄養素図鑑』
牧野直子監修、松本麻希イラスト（新星出版社）

『たべることがめちゃくちゃ楽しくなる！ 栄養素キャラクター図鑑』
田中明・蒲池桂子監修、いとうみつるイラスト（日本図書センター）

● STAFF

編集	坂尾昌昭、小芝俊亮、川村将貴、柏もも子（株式会社G.B.）
執筆協力	江花みのり、米良厚
カバー・本文デザイン	別府拓（G.B. Design House）
DTP	くぬぎ太郎（株式会社TARO WORKS）、川口智之（株式会社シンカ製作所）
カバー・本文イラスト	もぐ美、真崎なこ

監修 中屋 豊（なかや ゆたか）
徳島大学名誉教授／代謝栄養学

1948年、徳島県生まれ。1973年、徳島大学医学部卒業。卒業後は徳島大学
および関連病院において、循環器病を専攻。アメリカのインディアナ大学循環器
内科、オーストラリアのセントビンセント病院循環器内科で主に心臓の電気生理学
を学ぶ。その後、臨床栄養学（糖・脂質代謝・動脈硬化）を専攻。1994年から
2013年まで徳島大学医学部教授。主な著書に『メディカルサイエンスシリーズ図
解入門 よくわかる栄養学の基本としくみ』（秀和システム）。

本書は2017年7月に小社より刊行した『食べるのが楽しくなる! 栄養学一年生』を改訂した最新版です。

最新版 食べるのが楽しくなる!
栄養学一年生

2024年3月9日　第1刷発行

監修　　　中屋 豊

発行人　　関川 誠
発行所　　株式会社宝島社
　　　　　〒102-8388
　　　　　東京都千代田区一番町25番地
　　　　　営業：03-3234-4621
　　　　　編集：03-3239-0928
　　　　　https://tkj.jp

印刷・製本 サンケイ総合印刷株式会社

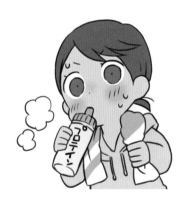